中药饮片机器视觉识别手册

主编 袁 媛 金 艳 金 敏

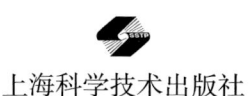
上海科学技术出版社

图书在版编目（CIP）数据

中药饮片机器视觉识别手册 / 袁媛，金艳，金敏主编． -- 上海 : 上海科学技术出版社, 2025. 1. -- ISBN 978-7-5478-7099-0

Ⅰ. R283.3-39

中国国家版本馆CIP数据核字第202539KZ75号

中药饮片机器视觉识别手册
主编 袁 媛 金 艳 金 敏

上海世纪出版(集团)有限公司 出版、发行
上海科学技术出版社
(上海市闵行区号景路159弄A座9F-10F)
邮政编码201101　　www.sstp.cn
上海颛辉印刷厂有限公司印刷
开本 890×1240　1/32　印张 6.75
字数 100千字
2025年1月第1版　2025年1月第1次印刷
ISBN 978-7-5478-7099-0/R·3232
定价: 98.00元

本书如有缺页、错装或坏损等严重质量问题，请向印刷厂联系调换

内容提要

本书作者团队通过计算机视觉、卷积神经网络、深度学习等人工智能技术，研制中药智能识别系统，针对中药的基原、栽培或野生、产地、炮制规格等信息进行人工智能识别，构建中药智能鉴定平台。本书在该平台特征数据库基础上，进一步细化、突出中药饮片特征，形成中药饮片机器视觉识别手册。

本书收录了白花蛇舌草、白前、知母、猪苓等100种临床常用中药饮片，每种饮片包含其来源、产地、性状、品质、性味归经与功能主治，并附有饮片图片。本书图片逼真清晰，图片均来自目前临床上实际应用的饮片，具有代表性，并对图片中品种及品质识别要点进行标识，从智能识别机器的角度和普通相机的角度共同展示中药饮片特征。

本书可供中药学研究人员、临床工作者、药企人员参考阅读。

编委会

主　编
　　袁　媛　金　艳　金　敏

副主编
　　杨　辉　蒋　超

编　委（按姓氏笔画排序）
　　王　超　白云俊　杨　辉　张　恬
　　陈　旭　金　艳　金　敏　赵玉洋
　　南铁贵　袁　媛　蒋　超

前言

中药饮片在中药产业链中占据核心地位，它向上连接着中药材，是中医基础理论指导下的中药材炮制品；向下则延伸至中成药、提取物、保健品及中医临床应用的广阔领域。性状鉴定法，作为中药鉴别领域中的一项传统且直观的鉴定技术，其核心在于依据中药饮片的形、色、气、味、质等特征，进行综合分析，以此判断其真伪优劣。然而，这一方法目前也面临着多重挑战。

首先，中药饮片的外观性状特征极易受到其基原植物种类和种质、栽培或野生、生长年限、产地加工方式以及炮制工艺等多种因素的影响，导致同一药材在不同条件下可能展现出差异显著的性状表现。而现有的性状鉴别特征记录多以文字描述为主，缺乏量化标准，使得判断尺度相对模糊，存在一定的局限性。其次，性状鉴定法的准确性高度依赖于鉴定专家的个人经验与专业素养。专家需根据多年的实践积累，对样品的性状特征进行评价，其中除了可通过具体尺寸衡量的个体大小外，其余如色泽、气味、味道及质地的判定标准往往不够明确，具有较强的主观性。特别是对于来源复杂、形态相近的品种，不同专家之间的鉴定结果可能出现分歧，影响了鉴定的准确性和一致性。再者，经验丰富的鉴定专家是保障性状鉴定法准确性的关键，但这类人才的培养周期长、成本高，且目前中药领域面临着传统鉴定专业人才短缺的困境，这一现状无疑加剧了性状鉴定法在实际应用中的挑战。

针对上述问题，为实现中药饮片识别的快速性、客观性和精准性，在继承发挥性状鉴定法传统优势的同时，结合现代科技手段，研制智

前 言

能化中药鉴别机器人成为一条创新且有效的解决途径。在中国中医科学院科技创新工程项目（CI2021A04004、CI2023D001、CI2023E002-04、CI2022E027XB）、国家杰出青年科学基金（82325049）、国家重点研发计划（2022YFC3500902）等项目资助下，本课题组通过深度融合计算机视觉、卷积神经网络、深度学习等前沿人工智能技术，专注于对中药的基原种类、栽培或野生、产地、炮制规格等关键特征进行智能识别，构建了高效的中药智能鉴定平台。

该平台集成了多项核心功能，包括中药数据的广泛收集、中药特征的高效提取与深度识别训练，以及中药识别系统数据库的精细管理，具有识别精准、性能稳定、操作简单等特点，其中检测精度能够达到0.1 mm。同时，平台还支持一对一的专属定制服务，以满足不同用户的个性化需求，并配备远程系统运维能力，确保系统的稳定运行与持续优化。

饮片智能鉴定特征数据库，作为中药智能鉴定平台的核心数据支撑，是保障该平台鉴定准确的基础和关键。本书对该数据库中的鉴定特征进行了系统整理和挖掘，形成中药饮片智能识别图谱，旨在为用户提供直观、全面的饮片识别指南。

在构建饮片智能鉴定特征数据库的过程中，针对每一种饮片规格，构建了一个独立的特征数据集，每个特征数据集均包含了100~200个数量不等的数据项。为了确保数据的全面性和代表性，在收集特征数据时，力求在有限的视野范围内，展现尽可能多的个体样本，且每个

前言

样本的形态各异,以全方位、多角度地捕捉饮片的独特特征,有助于平台更全面地学习饮片的识别要点,提高识别的准确率。

本书收载临床常用中药饮片100种,分别从智能识别平台和普通相机的角度展示中药饮片特征,其中视觉识别的重点在于光的使用,与普通相机固定曝光模式不同,智能系统根据饮片"色"的特征,自动进行补光处理,使得饮片特征更加突出。本书体例包括中药饮片名称、来源、产地、性状、品质、性味归经与功能主治,内容参考《中华人民共和国药典》(2020年版)、《北京市中药饮片炮制规范》(2008年版),以及全国其他省(区、市)中药饮片炮制规范。其中"名称"与临床使用的中药饮片调剂名称一致,便于读者查找;"来源"中炮制品均注明"炮炙品";"产地"一般只收录国内产地,国内无分布的收录国外原产地及国内栽培地;"性状"指中药饮片的性状特征。通过本书所呈现的中药饮片机器视觉识别图谱,可以清晰地了解到各种饮片规格的典型特征及其识别要点,以供中医药从业者和爱好者参考。

中药智能鉴定平台的构建是一项全新的技术,编者经验不足,可供参考的资料少,本书如有疏漏不当之处,敬请读者批评指正。

编 者
2024年11月

目录

平台介绍 / 1

001　白花蛇舌草 / 4
002　白茅根 / 6
003　白前 / 8
004　白芍 / 10
005　白头翁 / 12
006　白鲜皮 / 14
007　百部 / 16
008　百合 / 18
009　柏子仁 / 20
010　败酱草 / 22
011　板蓝根 / 24
012　北柴胡 / 26
013　北豆根 / 28
014　北沙参 / 30
015　槟榔 / 32
016　侧柏叶 / 34
017　蝉蜕 / 36
018　炒芥子 / 38
019　炒苦杏仁 / 40
020　炒王不留行 / 42

021　车前草 / 44
022　陈皮 / 46
023　赤芍 / 48
024　川楝子 / 50
025　川牛膝 / 52
026　川芎 / 54
027　醋鸡内金 / 56
028　醋乳香 / 58
029　醋延胡索 / 60
030　丹参 / 62
031　淡竹叶 / 64
032　当归 / 66
033　党参片 / 68
034　地骨皮 / 70
035　冬瓜皮 / 72
036　豆蔻 / 74
037　番泻叶 / 76
038　麸炒芡实 / 78
039　麸炒枳壳 / 80
040　茯苓 / 82

041	甘草片 / 84		071	蜜麻黄 / 144
042	干姜 / 86		072	牡丹皮 / 146
043	干益母草 / 88		073	木瓜 / 148
044	干鱼腥草 / 90		074	木香 / 150
045	葛根 / 92		075	牛膝 / 152
046	钩藤 / 94		076	茜草 / 154
047	广藿香 / 96		077	羌活 / 156
048	桂枝 / 98		078	瞿麦 / 158
049	合欢皮 / 100		079	肉桂 / 160
050	红花 / 102		080	桑寄生 / 162
051	虎杖 / 104		081	桑叶 / 164
052	黄柏 / 106		082	山药 / 166
053	黄连片 / 108		083	射干 / 168
054	黄芩片 / 110		084	升麻 / 170
055	火麻仁 / 112		085	首乌藤 / 172
056	鸡血藤 / 114		086	太子参 / 174
057	金荞麦 / 116		087	天冬 / 176
058	金银花 / 118		088	天花粉 / 178
059	金樱子肉 / 120		089	天麻 / 180
060	荆芥 / 122		090	葶苈子 / 182
061	桔梗 / 124		091	威灵仙 / 184
062	苦参 / 126		092	徐长卿 / 186
063	款冬花 / 128		093	续断片 / 188
064	连翘 / 130		094	盐益智仁 / 190
065	莲子 / 132		095	玉竹 / 192
066	蓼大青叶 / 134		096	泽泻 / 194
067	芦根 / 136		097	浙贝母 / 196
068	络石藤 / 138		098	知母 / 198
069	麦冬 / 140		099	制远志 / 200
070	玫瑰花 / 142		100	猪苓 / 202

平台介绍

关于我们 About us

"中药资源形状特征鉴定系统"是由中国中医科学院中药资源检测CNAS实验室研发创立的平台技术体系。开发团队具有专业的中药鉴别理论和实践经验,涵盖了中药鉴别、分子生药、中药资源等多领域的专业人才,具有多年药材饮片研究基础及相关标准制订经验。平台拥有自主知识产权1项,主要提供基于机器视觉技术的中药饮片识别及质量鉴别,并依托视觉识别数据平台开展数据分析,并可为用户订制专属数据平台。此外,平台提供线上及线下培训,可针对用户需求提供专题培训服务。

平台简介 Platform Introduction

平台的核心功能依托计算机处理系统及专业图像采集设备实现,整体功能由硬件设备、软件系统及培训3个部分构成:

◎ 硬件设备	◎ 软件系统	◎ 培训服务
由机器视觉光源,工业相机,光学镜头,视觉控制器构成,用于采集药材饮片的图像像素分布、亮度和色彩等信息	基于机器视觉检测系统,通过视觉处理软件对获取的图像进行处理、分析和理解,并将特征提取与机器学习相结合,实现药材的自动识别、自动分拣等功能,并基于检测数据建立中药特征数据库	邀请中国中医科学院专家团队,针对平台功能、使用方法、应用场景展开配套的专题培训服务。可针对用户需求,提供线上及线下培训

平台优势 Platform Advantages

◎ 自主研发
视觉检测软件及算法完全自主开发，系统针对性强

◎ 设备精良
采用高速工业相机，可靠性高；专业化光源设计，确保成像清晰均匀

◎ 技术先进
系统采用深度学习图像识别等人工智能技术，推动中药材识别的智能化信息进程

◎ 识别精准
通过深度学习技术，快速精准地识别药材，有效减少药材识别时间

◎ 平台稳定
基于PC平台，机器视觉系统软件可拓展性强，运行稳定，适合各种现场运行条件

◎ 数据传输
支持MES系统，实现数据的上传与下载；可与打印机等辅助外设直连，控制打印机数据打印等功能

◎ 数据传输
支持MES系统，实现数据的上传与下载；可与打印机等辅助外设直连，控制打印机数据打印等功能

与人类视觉检测相比

一致性更高
全天候运行，并在每条生产线、每个班次和每个工厂保持相同的质量水平。

更可靠
识别设定公差之外的每个缺陷。

更快速
以毫秒为单位识别缺陷，支持高速应用并提高吞吐量

与传统机器视觉相比

专为难以解决的应用而设计
使用经典且基于规则的算法，解决不可能或困难的复杂检查、分类和定位应用问题。

更容易配置
应用程序可以快速设置，加快了概念验证和开发。

容许各种差异
处理需要鉴别、可接受控制偏差的应用中的各种缺陷差异

与深度学习开源库相比

所需数据和计算资源更少
培训仅需要数百张图像而不是数百万张。由于图像存储在本地，并且需要较少的计算资源，因此部署速度快且价格合理。

简单的培训界面
一键式操作，简单快捷。

技术支持
现场工程师和技术专家在线上提供无缝的技术支持

STEP 1

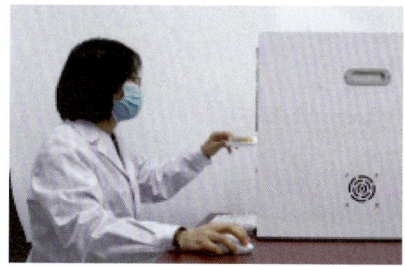

开机进入鉴定界面,点击绿色按钮,弹出载药仓

STEP 2

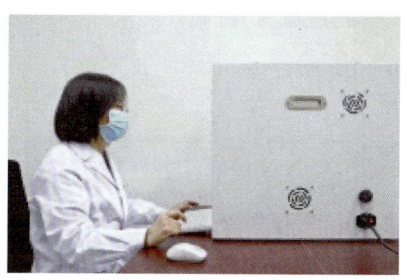

将中药饮片放入载药盒内,注意放入的中药饮片量不要超过盒的上沿。再次按下绿色按钮,载药仓退回机器内部,到达指定位置后,自动开始检测

STEP 3

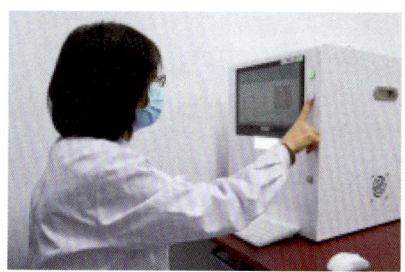

如果需要重新检测,按下蓝色按钮,再次进行检测

STEP 4

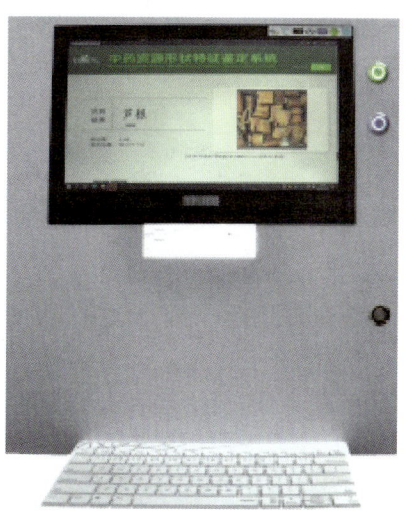

输出检测结果

平台具体操作流程

001

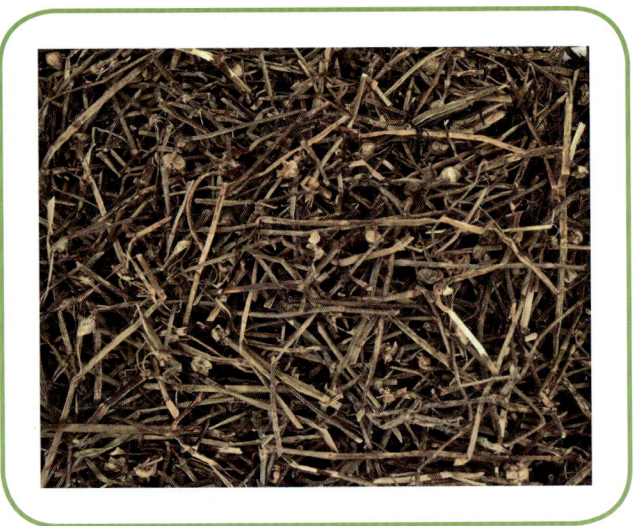

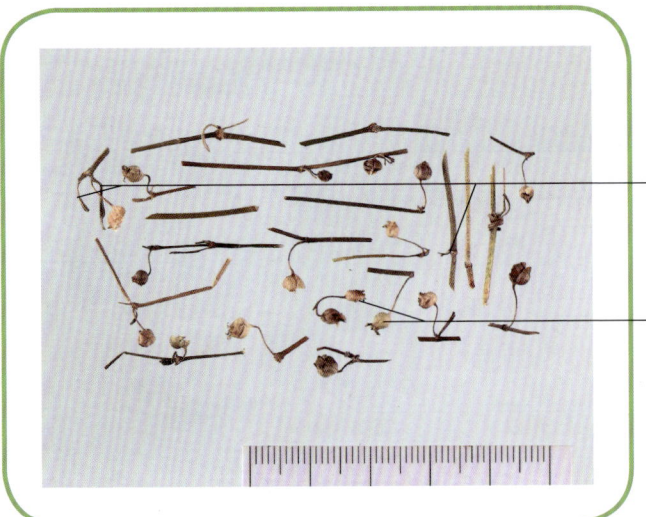

叶对生，呈线形至线状披针形，常脱落

蒴果单生或双生于叶腋

001 白花蛇舌草

来源

茜草科植物白花蛇舌草 *Hedyoris diffusa* Willd. 的干燥全草。

产地

主产于河南、湖南、江西等地。

性状

不规则中段。茎纤细,扁圆柱形;叶线形,全缘;蒴果扁球形,直径 2~3 mm;种子细小。茎绿色或紫绿色。叶上面深绿色,下面淡绿色。质脆。气微。味微苦。

品质

以叶多、色绿者为佳。

性味归经与功能主治

苦、甘,凉。归心、肝、脾经。消积败毒,消肿止痛。用于肠痈,小儿疳积,毒蛇咬伤,癌肿;外治白疱疮,癞疮。

002

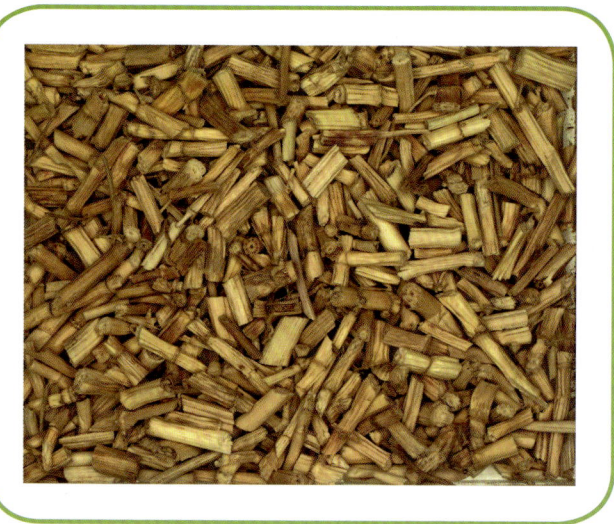

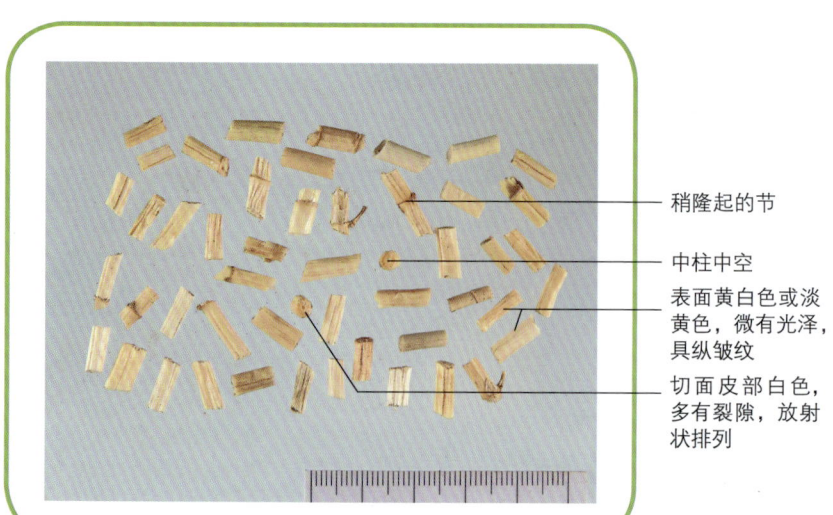

稍隆起的节
中柱中空
表面黄白色或淡黄色，微有光泽，具纵皱纹
切面皮部白色，多有裂隙，放射状排列

002　白茅根

来源

禾本科植物白茅 *Imperata cylindrica* Beauv. var. *major* (Nees) C. E. Hubb. 的干燥根茎。

产地

我国大部分地区均有出产,以华北地区为主。

性状

圆柱形的段。外表皮黄白色或淡黄色,微有光泽,具纵皱纹,有的可见稍隆起的节。切面皮部白色,多有裂隙,放射状排列,中柱淡黄色或中空。质硬而韧。气微。味微甜。

品质

以直径粗、色白、味甜者为佳。

性味归经与功能主治

甘,寒。归肺、胃、膀胱经。凉血止血,清热利尿。用于血热吐血,衄血,尿血,热病烦渴,湿热黄疸,水肿尿少,热淋涩痛。

003

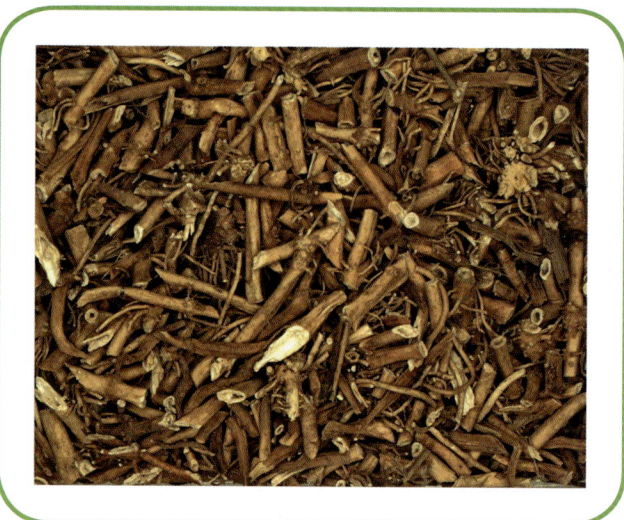

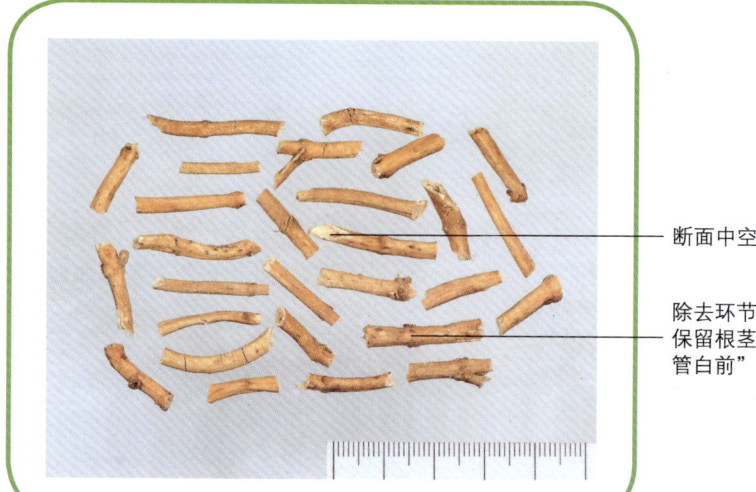

断面中空

除去环节处根,只保留根茎,称"鹅管白前"

003　白前

来源

萝藦科植物柳叶白前 *Cynanchum stauntonii* (Decne.) Schltr. ex Levl. 或芫花叶白前 *Cynanchum glaucescens* (Decne.) Hand.-Mazz. 的干燥根茎和根。

产地

主产于浙江、安徽、福建、江西、湖南、湖北、广东等地。

性状

根茎呈细圆柱形的段，节处簇生纤细根。表面黄白色或黄棕色，节明显。质脆。气微。味微甜。

品质

以根茎粗者为佳。

性味归经与功能主治

辛、苦，微温。归肺经。降气，消痰，止咳。用于肺气壅实，咳嗽痰多，胸满喘急。

004

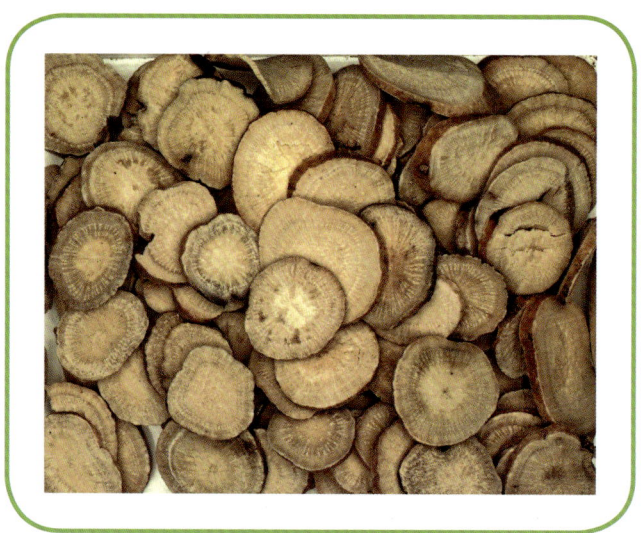

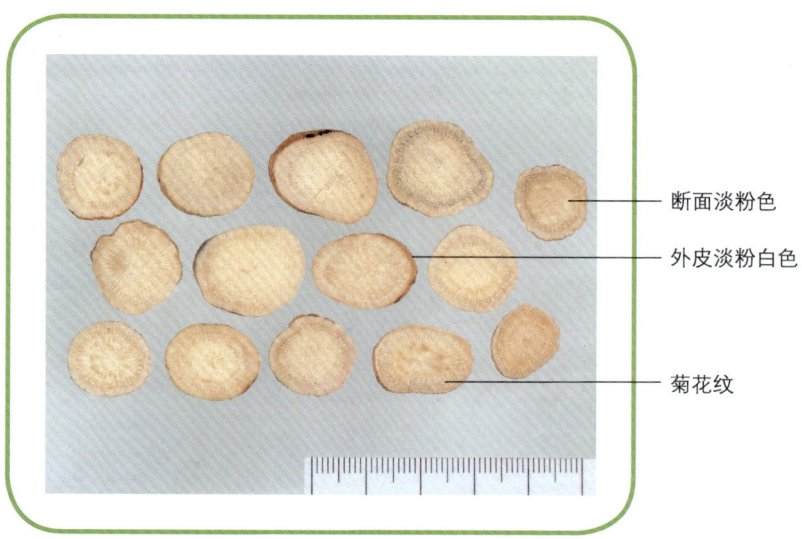

断面淡粉色
外皮淡粉白色
菊花纹

004　白芍

来源

毛茛科植物芍药 *Paeonia lactiflora* Pall. 的干燥根。

产地

主产于安徽、浙江、河南、四川、山东、贵州等地。

性状

类圆形的薄片。表面淡棕红色或类白色。切面类白色或微带棕红色，形成层环明显，可见稍隆起的筋脉纹呈放射状排列。质硬脆。气微。味微苦、酸。

品质

以直径粗、坚实、粉性足、无白心或裂隙者为佳。

性味归经与功能主治

苦、酸，微寒。归肝、脾经。养血调经，敛阴止汗，柔肝止痛，平抑肝阳。用于血虚萎黄，月经不调，自汗，盗汗，胁痛，腹痛，四肢挛痛，头痛眩晕。

005

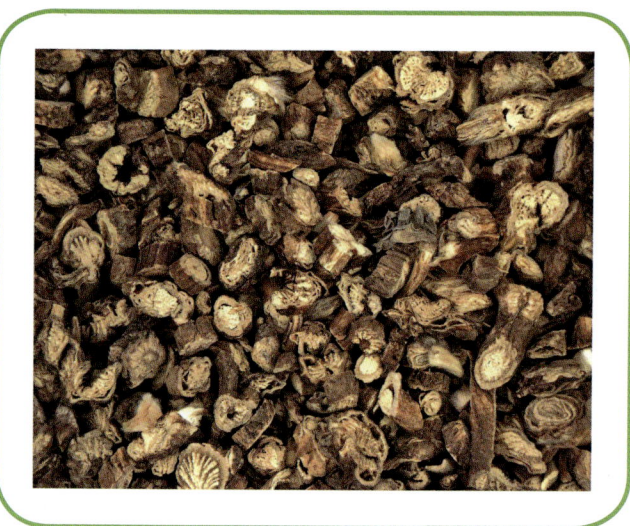

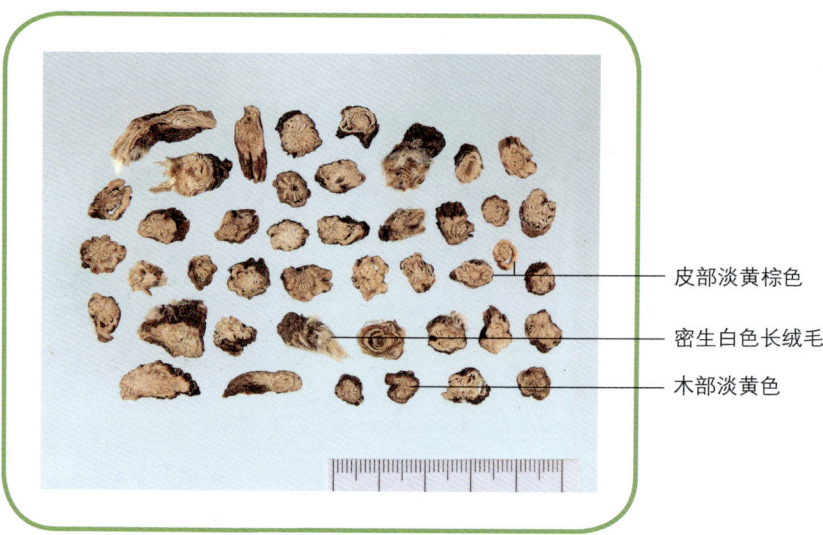

皮部淡黄棕色
密生白色长绒毛
木部淡黄色

005　白头翁

来源

毛茛科植物白头翁 *Pulsatilla chinensis* (Bge.) Regel 的干燥根。

产地

主产于河北、山西、内蒙古、辽宁、吉林、黑龙江,以及山东、山西、宁夏等地。

性状

类圆形片。外表皮黄棕色或棕褐色,具不规则纵皱纹或纵沟,近根头部有白色绒毛。切面皮部黄白色或淡黄棕色,木部淡黄色。质硬脆。气微。味微苦涩。

品质

以片大整齐、质坚实、根头有白色毛茸者为佳。

性味归经与功能主治

苦,寒。归胃、大肠经。清热解毒,凉血止痢。用于热毒血痢,阴痒带下。

006

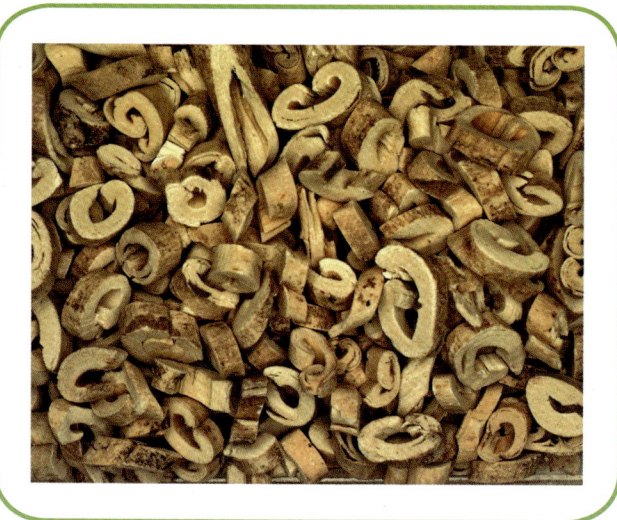

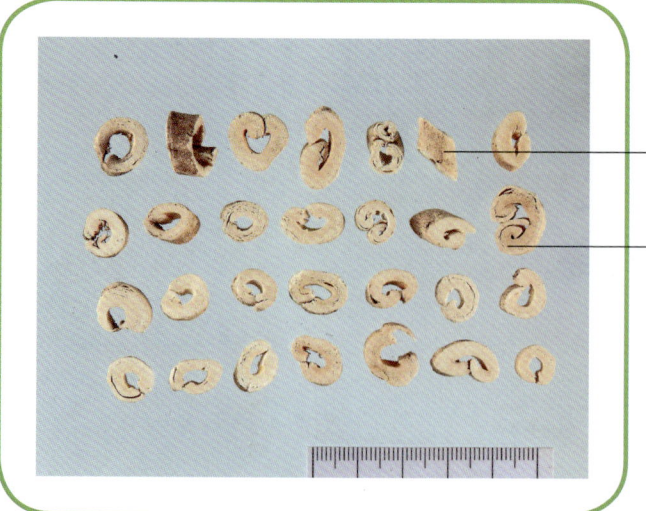

外表面具细纵皱纹，突起的颗粒状小点

断面略呈层片状

006　白鲜皮

来源
芸香科植物白鲜 *Dictamnus dasycarpus* Turcz. 的干燥根皮。

产地
主产于东北等地。

性状
不规则厚片。外表面灰白色或淡灰黄色，具细纵皱纹及细根痕，常有突起的颗粒状小点；内表面类白色，有细纵纹。切面类白色，略呈层片状。质脆。有羊膻气。味微苦。

品质
以肉厚、色灰白者为佳。

性味归经与功能主治
苦，寒。归脾、胃、膀胱经。清热燥湿，祛风解毒。用于湿热疮毒，黄水淋漓，湿疹，风疹，疥癣疮癞，风湿热痹，黄疸尿赤。

007

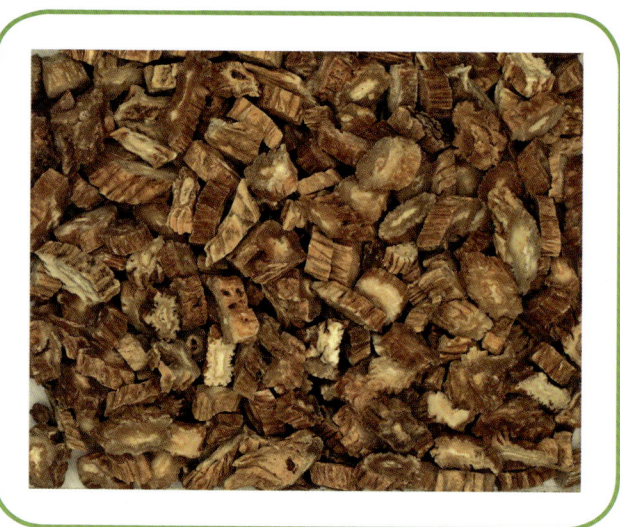

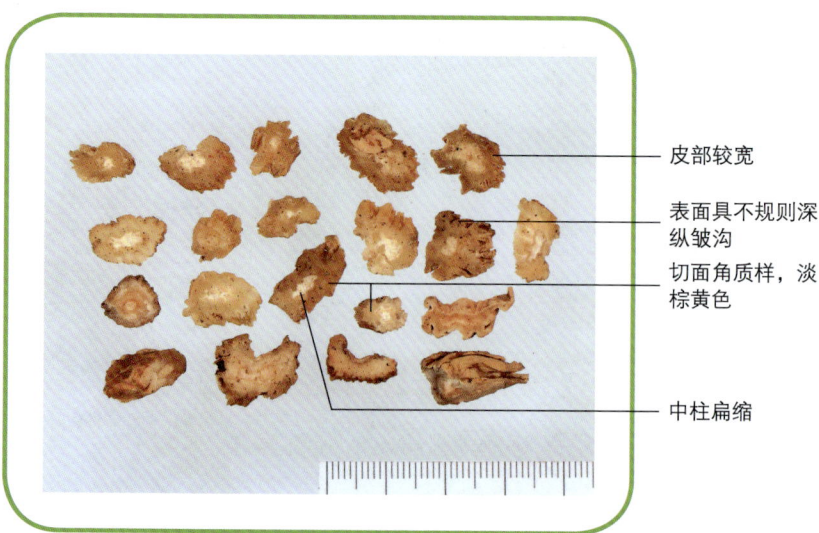

- 皮部较宽
- 表面具不规则深纵皱沟
- 切面角质样，淡棕黄色
- 中柱扁缩

007　百部

来源

百部科植物直立百部 *Stemona sessilifolia* (Miq.) Miq.、蔓生百部 *Stemona japonica* (Bl.) Miq. 或对叶百部 *Stemona tuberosa* Lour. 的干燥块根。

产地

主产于浙江、江苏、安徽、四川、重庆、贵州、广西等地。

性状

不规则厚片或不规则条形斜片。表面灰白色或棕黄色，有深纵皱纹；切面灰白色、淡黄棕色或黄白色，角质样；皮部较厚，中柱扁缩。角质样，质韧软。气微。味甘、苦。

品质

以片大、质坚实、断面角质样者为佳。

性味归经与功能主治

甘、苦，微温。归肺经。润肺下气止咳，杀虫灭虱。用于新久咳嗽，肺痨咳嗽，顿咳；外用于头虱，体虱，蛲虫病，阴痒。

008

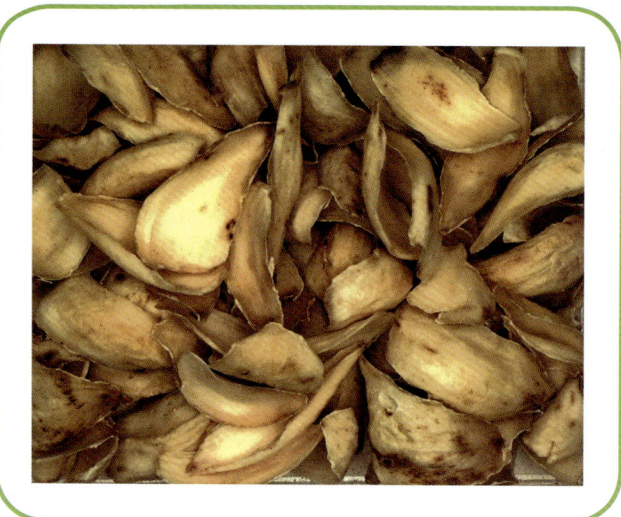

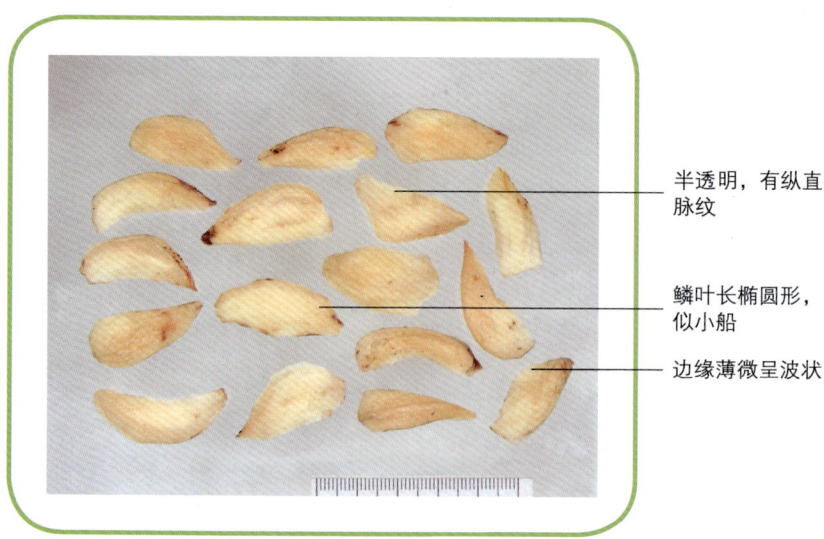

半透明，有纵直脉纹

鳞叶长椭圆形，似小船

边缘薄微呈波状

008 百合

来源

百合科植物卷丹 *Lilium landfolium* Thunb.、百合 *Lilium brownii* F. E. Brown var. *viridulum* Baker 或细叶百合 *Lilium pumilum* DC. 的干燥肉质鳞叶。

产地

主产于湖南、甘肃、江苏、浙江等地。

性状

鳞叶呈长椭圆形，顶端较尖，基部较宽，边缘薄微呈波状，常向内卷曲。表面黄白色或淡棕黄色，有数条纵直平行的白色维管束。质硬而脆，断面较平坦，角质样。气微。味微苦。

品质

以肉厚、色白、质坚、味苦者为佳。

性味归经与功能主治

甘，寒。归心、肺经。养阴润肺，清心安神。用于阴虚燥咳，劳嗽咳血，虚烦惊悸，失眠多梦，精神恍惚。

009

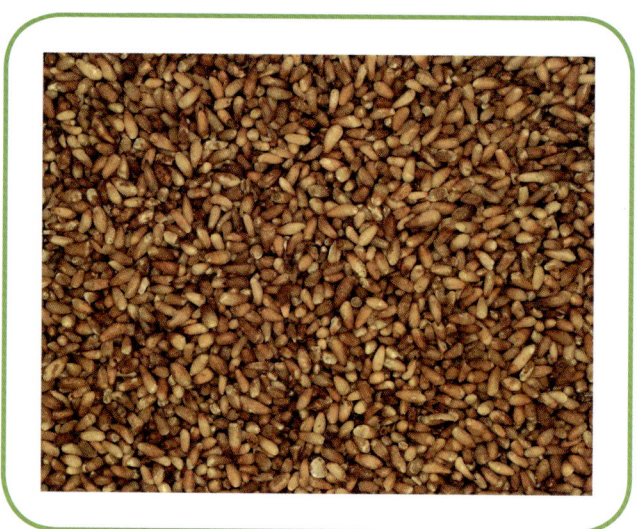

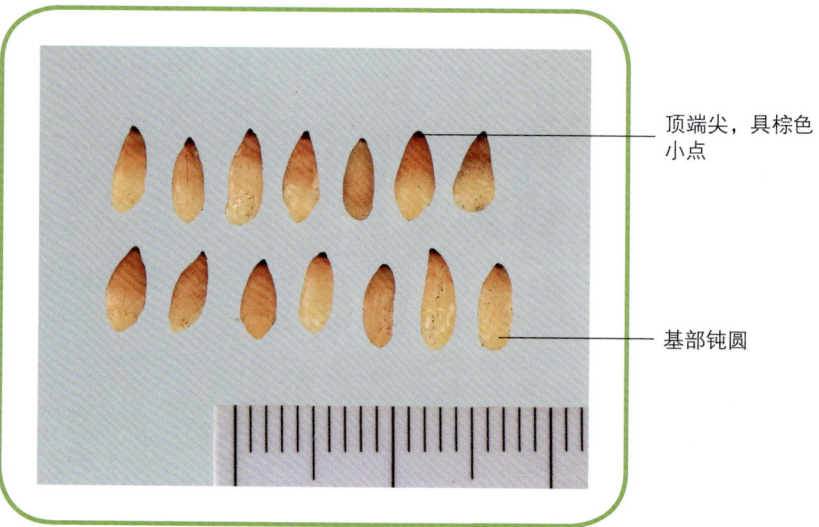

顶端尖，具棕色小点

基部钝圆

20

009　柏子仁

来源

柏科植物侧柏 *Platycladus orientalis* (L.) Franco 的干燥成熟种仁。

产地

主产于山东、河南、江苏、河北、山西、陕西等地。

性状

长卵形或长椭圆形，顶端略尖，基部钝圆。表面黄白色或淡黄棕色，外包膜质内种皮，有深褐色的小点。质软，富油性。气微香。味淡。

品质

以饱满、色黄白者为佳。

性味归经与功能主治

甘，平。归心、肾、大肠经。养心安神，润肠通便，止汗。用于阴血不足，虚烦失眠，心悸怔忡，肠燥便秘，阴虚盗汗。

010

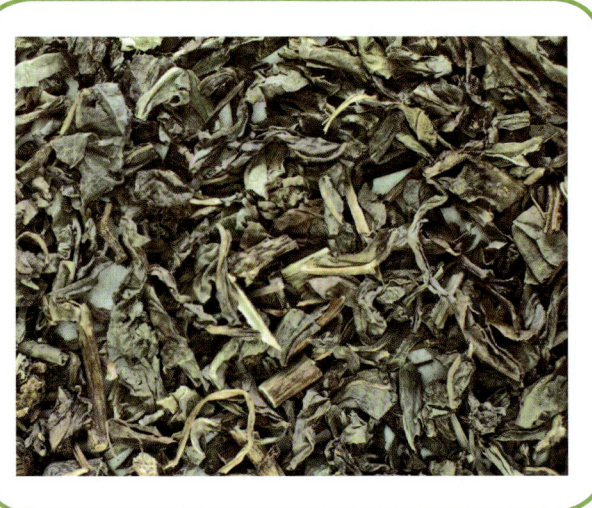

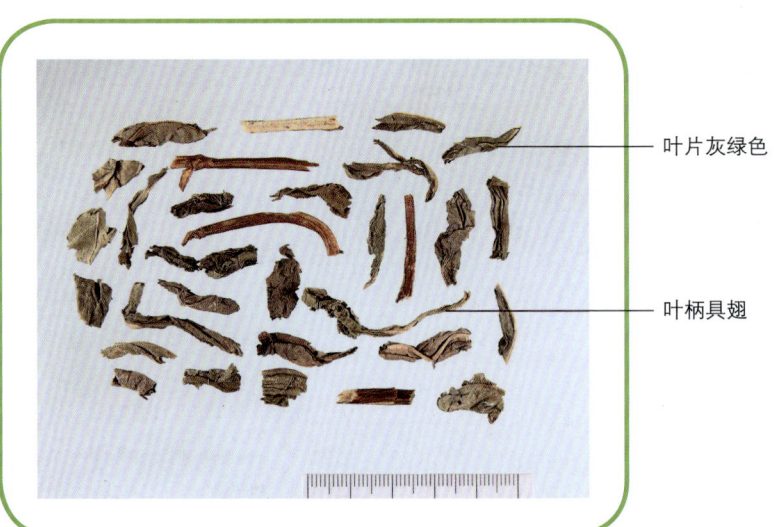

叶片灰绿色

叶柄具翅

010　败酱草

来源

菊科植物苣荬菜 Sonchus brachyotus DC. 的干燥全草。

产地

主产于河北、东北等地。

性状

不规则中段。茎圆柱形，叶皱缩。茎表面淡黄棕色，有纵棱。叶灰绿色，边缘有稀疏缺刻。质脆。气微。味微苦。

品质

以叶多、色绿者为佳。

性味归经与功能主治

辛、苦，微寒。归胃、大肠、肝经。清热解毒，消痈排脓，破血行瘀。用于肠痈腹痛，肺痈吐脓，痈肿疮毒，产后瘀血腹痛。

011

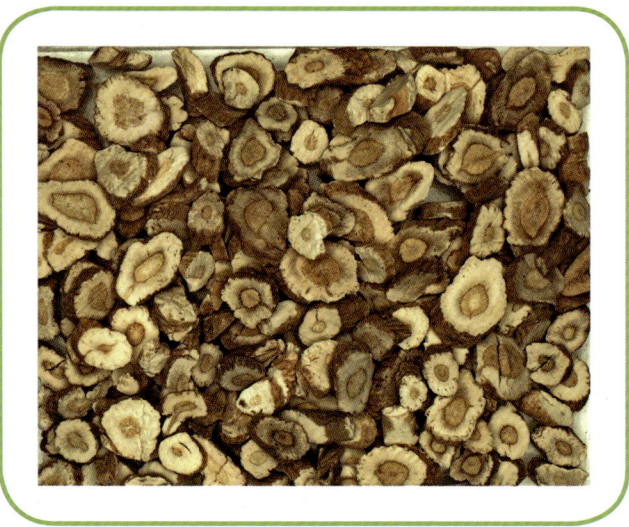

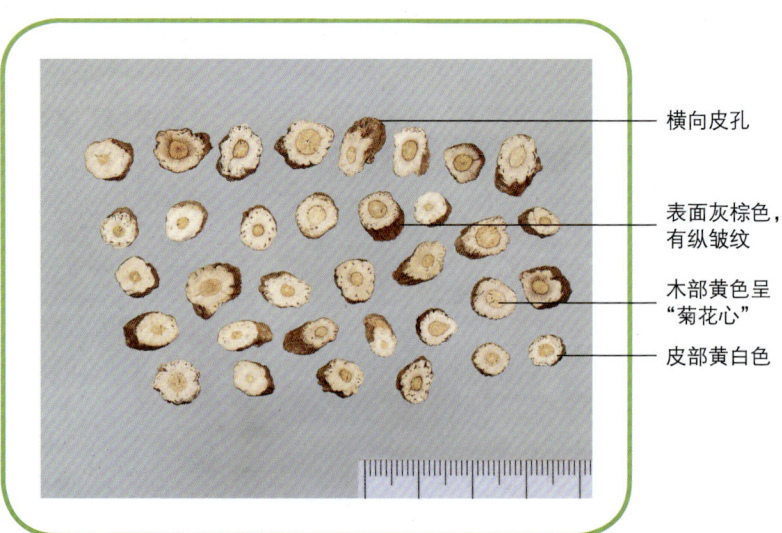

横向皮孔

表面灰棕色，有纵皱纹

木部黄色呈"菊花心"

皮部黄白色

011　板蓝根

来源
十字花科植物菘蓝 *Isatis indigotica* Fort. 的干燥根。

产地
主产于江苏、安徽、河北、湖北、内蒙古、黑龙江等地。

性状
圆形的厚片。外表皮淡灰黄色至淡棕黄色，有纵皱纹。切面皮部黄白色，木部黄色。体实，质略软。气微。味微甜后苦涩。

品质
以身干，均匀，质润者为佳。

性味归经与功能主治
苦，寒。归心、胃经。清热解毒，凉血利咽。用于温疫时毒，发热咽痛，温毒发斑，痄腮，烂喉丹痧，大头瘟疫，丹毒，痈肿。

012

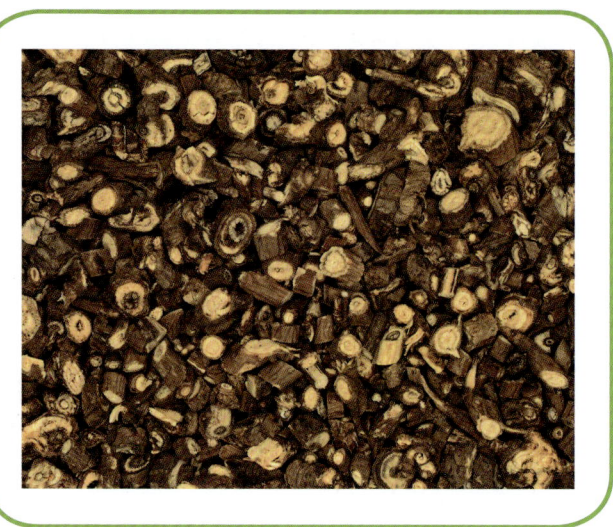

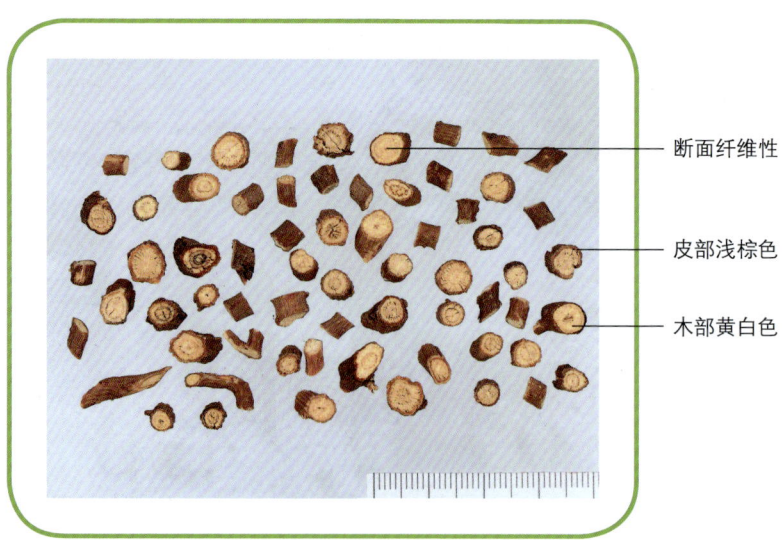

断面纤维性

皮部浅棕色

木部黄白色

012　北柴胡

来源
伞形科植物柴胡 *Bupleurum chinense* DC. 的干燥根。

产地
主产于山西、甘肃、陕西等地。

性状
不规则厚片。外表皮黑褐色或浅棕色，具纵皱纹和支根痕。切面淡黄白色纤维性。质硬。气微香。味微苦。

品质
以无残留茎基、断面纤维性强、直径大者为佳。

性味归经与功能主治
辛、苦，微寒。归肝、胆、肺经。疏散退热，疏肝解郁，升举阳气。用于感冒发热，寒热往来，胸胁胀痛，月经不调，子宫脱垂，脱肛。

013

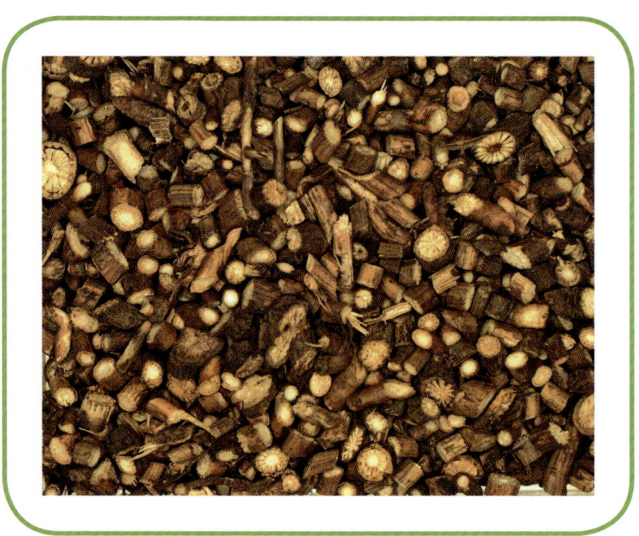

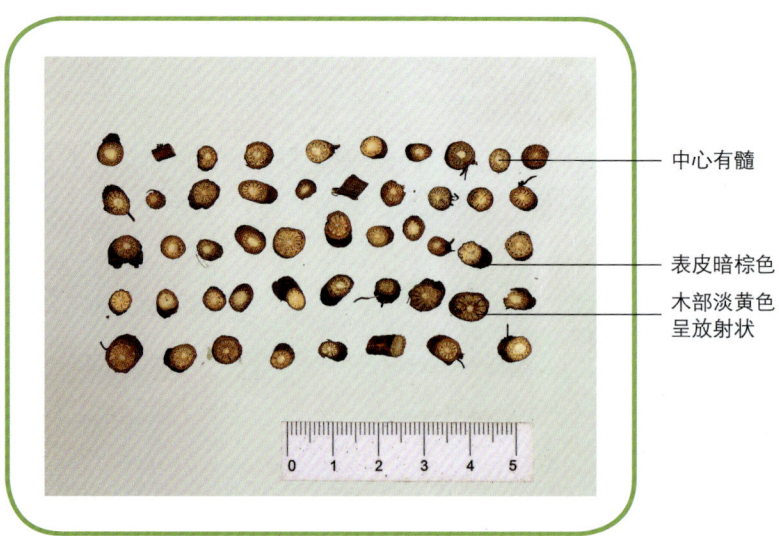

中心有髓
表皮暗棕色
木部淡黄色，呈放射状

013　北豆根

来源

防己科植物蝙蝠葛 *Menispermum dahuricum* DC. 的干燥根茎。

产地

主产于东北、华北、陕西、甘肃、山东等地。

性状

不规则圆形厚片。表面淡黄色至棕褐色，木部淡黄色，呈放射状排列，纤维性，中心有髓，白色。气微。味苦。

品质

以直径大，外皮黄棕色，断面浅黄色者为佳。

性味归经与功能主治

苦，寒；有小毒。归肺、胃、大肠经。清热解毒，祛风止痛。用于咽喉肿痛，热毒泻痢，风湿痹痛。

014

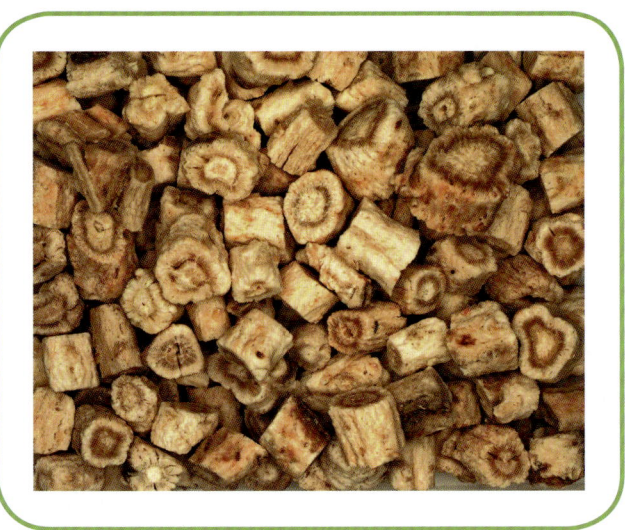

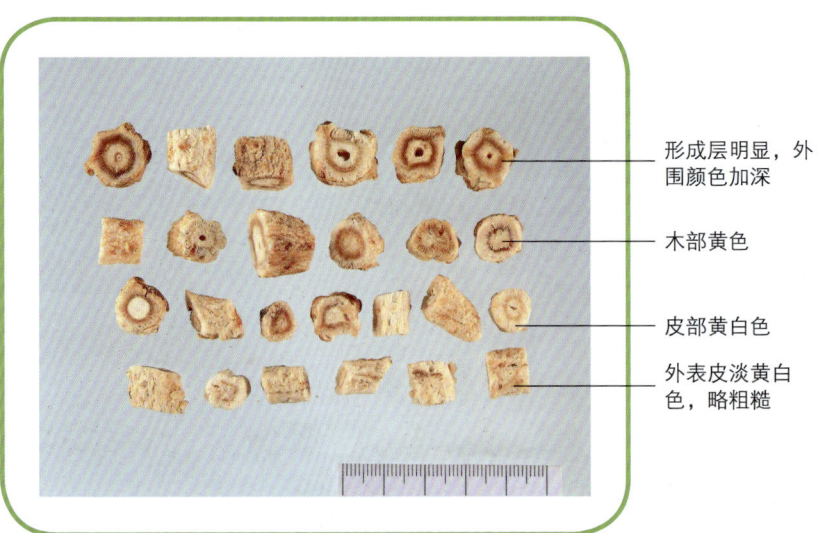

形成层明显,外围颜色加深

木部黄色

皮部黄白色

外表皮淡黄白色,略粗糙

014　北沙参

来源
伞形科植物珊瑚菜 *Glehnia littoralis* Fr. Schmidt ex Miq. 的干燥根。

产地
主产于内蒙古、河北、山东、江苏、辽宁等地。

性状
类圆形厚片或圆柱形中段。外表皮淡黄白色，有纵皱纹及棕黄色点状细根痕。切面皮部黄白色，木部黄色。质脆。气特异。味微甘。

品质
以质坚、味甘、均匀者为佳。

性味归经与功能主治
甘、微苦，微寒。归肺、胃经。养阴清肺，益胃生津。用于肺热燥咳，劳嗽痰血，热病津伤口渴。

015

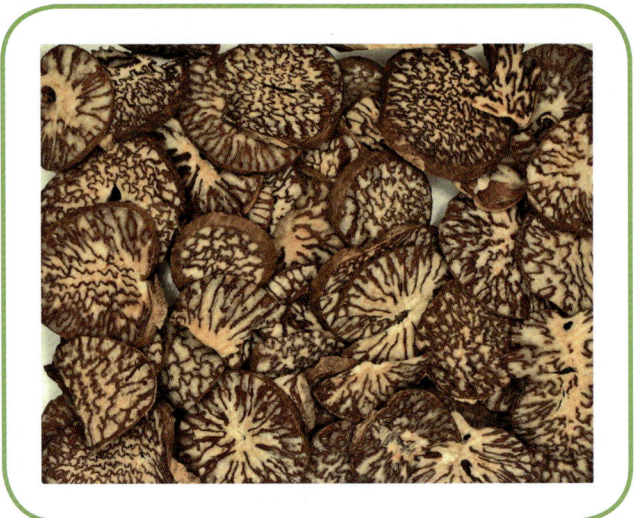

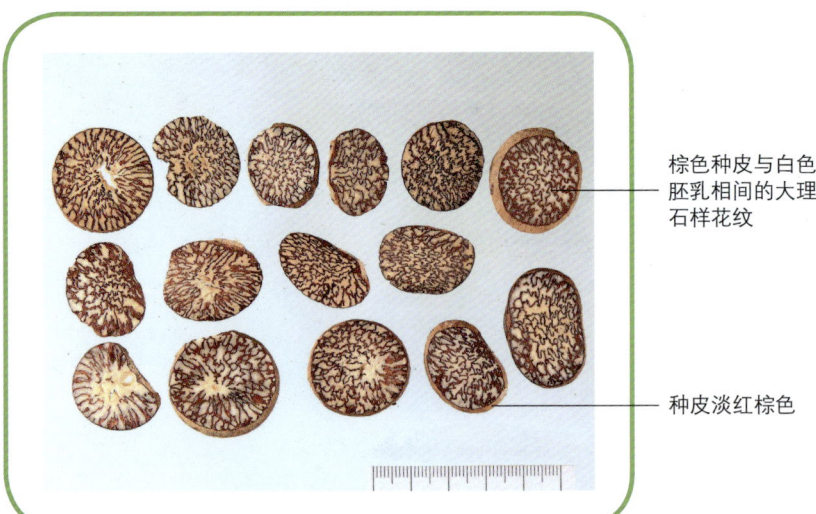

棕色种皮与白色胚乳相间的大理石样花纹

种皮淡红棕色

015　槟榔

来源
棕榈科植物槟榔 *Areca catechu* L. 的干燥成熟种子。

产地
主产于海南、广东、广西等地。

性状
类圆形的薄片。切面可见棕色种皮与白色胚乳相间的大理石样花纹。质硬脆。气微。味涩、微苦。

品质
以个大圆整，体重，质坚实，不枯心，断面大理石样纹理明显清晰者为佳。

性味归经与功能主治
苦、辛，温。归胃、大肠经。杀虫，消积，行气，利水，截疟。用于绦虫病，蛔虫病，姜片虫病，虫积腹痛，积滞泻痢，里急后重，水肿脚气，疟疾。

016

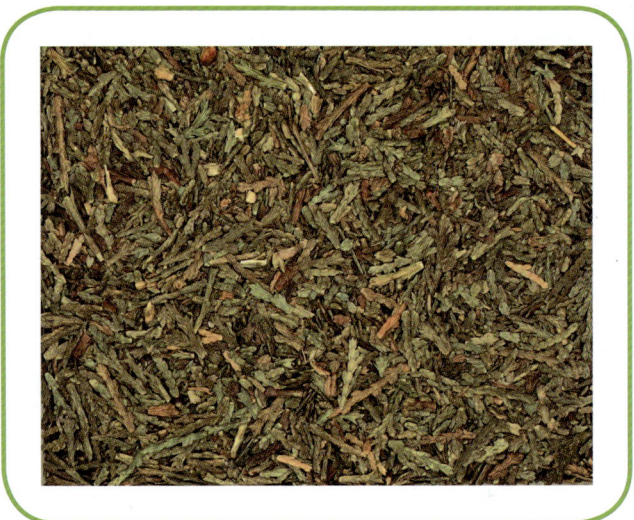

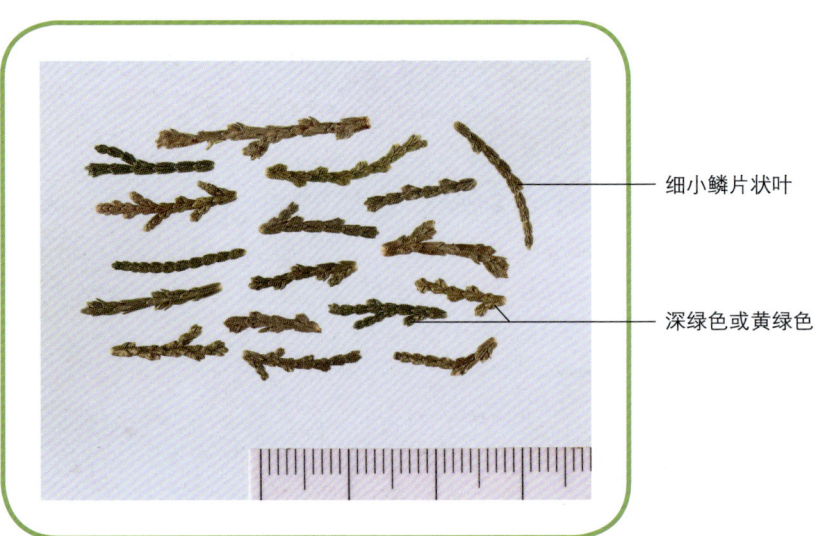

细小鳞片状叶

深绿色或黄绿色

016　侧柏叶

来源
柏科植物侧柏 *Platycladus orientalis* (L.) Franco 的干燥枝梢和叶。

产地
主产于山东、河南、河北、江苏、山西、陕西等地。

性状
多分枝，小枝扁平。叶细小鳞片状，交互对生，贴伏于枝上。深绿色或黄绿色。质脆，易折断。气清香。味苦涩、微辛。

品质
以枝嫩、色深绿者为佳。

性味归经与功能主治
苦、涩，寒。归肺、肝、脾经。凉血止血，化痰止咳，生发乌发。用于吐血，衄血，咯血，便血，崩漏下血，肺热咳嗽，血热脱发，须发早白。

017

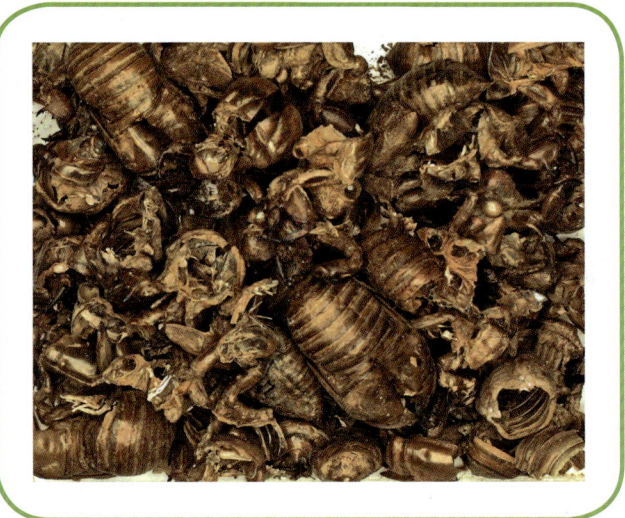

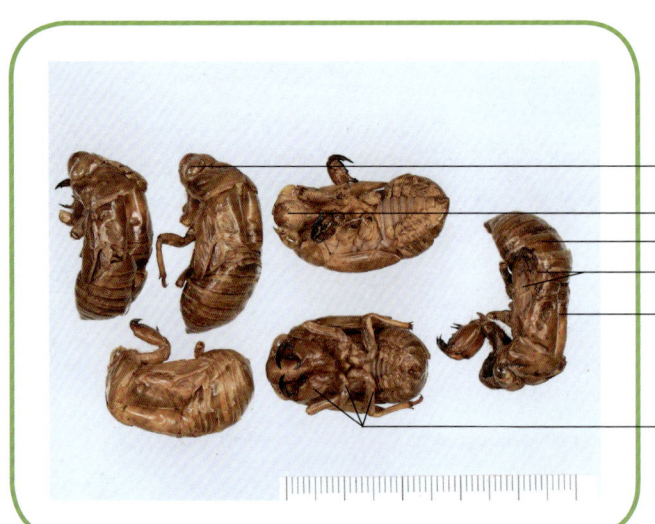

- 复眼突出
- 额部先端突出
- 腹部钝圆，共9节
- 小翅2对
- 背面呈十字形裂开，裂口向内卷曲
- 胸部腹面有足3对

017　蝉蜕

来源
蝉科昆虫黑蚱 *Cryptotympana pustulata* Fabricius 的若虫羽化时脱落的皮壳。

产地
主产于山东、河北、河南等地。

性状
大小不等碎片。黄棕色，半透明，有光泽。有时可见头部、具复眼、触角；足多脱落，被黄棕色细毛。体轻，易碎。气微。味淡。

品质
以体轻、完整、色黄亮者为佳。

性味归经与功能主治
甘，寒。归肺、肝经。疏散风热，利咽，透疹，明目退翳，解痉。用于风热感冒，咽痛音哑，麻疹不透，风疹瘙痒，目赤翳障，惊风抽搐，破伤风。

018

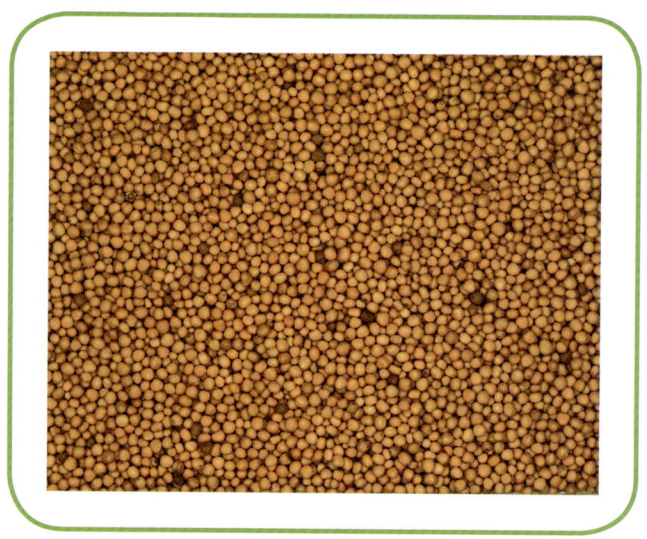

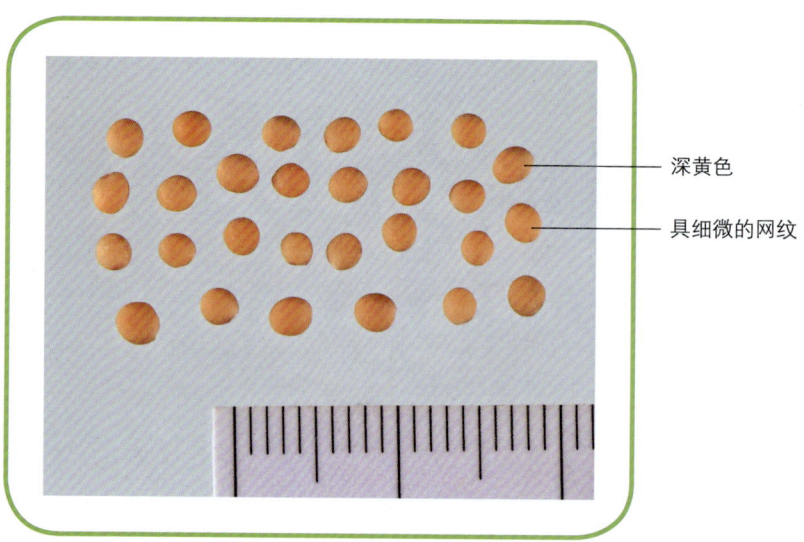

深黄色

具细微的网纹

018　炒芥子

来源

十字花科植物白芥 *Sinapis alba* L. 或芥 *Brassica juncea* (L.) Czern. et Coss. 干燥成熟种子的清炒炮炙品。

产地

主产于河南、安徽、四川等地。

性状

球形，直径 1.5～2.5 mm。表面淡黄色至深黄色或深黄色至棕褐色，偶有焦斑。质脆。微具焦香气。味辛辣。

品质

以粒大、饱满者为佳。

性味归经与功能主治

辛，温。归肺经。温肺豁痰利气，散结通络止痛。用于寒痰咳嗽，胸胁胀痛，痰滞经络，关节麻木、疼痛，痰湿流注，阴疽肿毒。

019

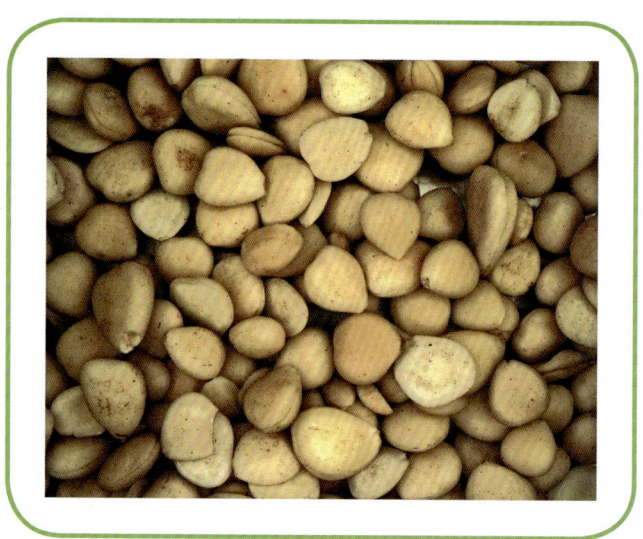

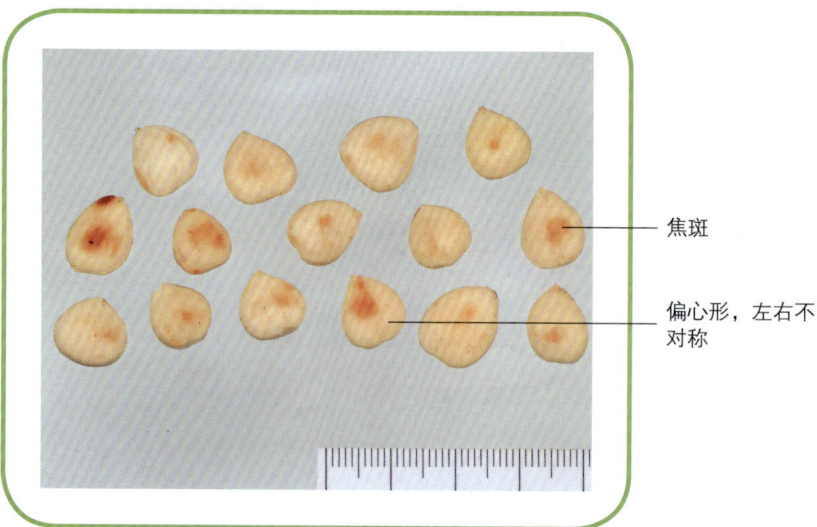

焦斑

偏心形，左右不对称

019　炒苦杏仁

来源

蔷薇科植物山杏 *Prunus armeniaca* L. var. *ansu* Maxim.、西伯利亚杏 *Prunus sibirica* L.、东北杏 *Prunus mandshurica* (Maxim.) Koehne 或杏 *Prunus armeniaca* L. 干燥成熟种子的清炒炮炙品。

产地

主产于河北、山西、陕西，以及辽宁、吉林等地。

性状

扁心形。一端尖，另端钝圆，肥厚。表面乳白色或黄白色，左右不对称。富油性。有特异的香气。味苦。

品质

以颗粒均匀、饱满、完整、味苦者为佳。

性味归经与功能主治

苦，微温；有小毒。归肺、大肠经。降气止咳平喘，润肠通便。用于咳嗽气喘，胸满痰多，肠燥便秘。

020

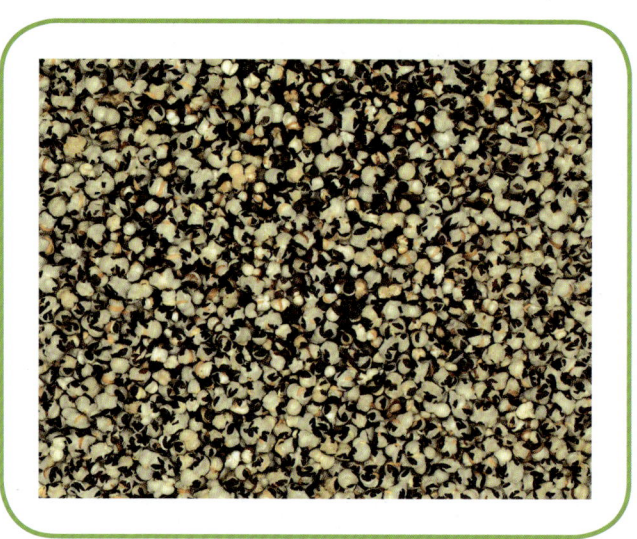

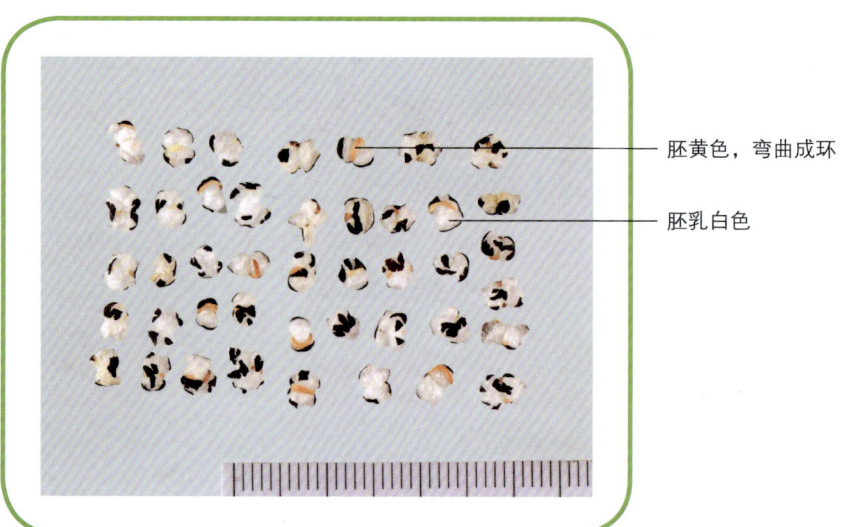

胚黄色，弯曲成环

胚乳白色

020　炒王不留行

来源
石竹科植物麦蓝菜 *Vaccaria segetalis* (Neck.) Garcke 干燥成熟种子的清炒炮炙品。

产地
主产于河北、山东、辽宁、黑龙江等地。

性状
类球形爆花状。表面白色。质松脆。气微。味微涩、苦。

品质
以粒均匀、饱满、色黑者为佳。

性味归经与功能主治
苦，平。归肝、胃经。活血通经，下乳消肿，利尿通淋。用于经闭，痛经，乳汁不下，乳痈肿痛，淋证涩痛。

021

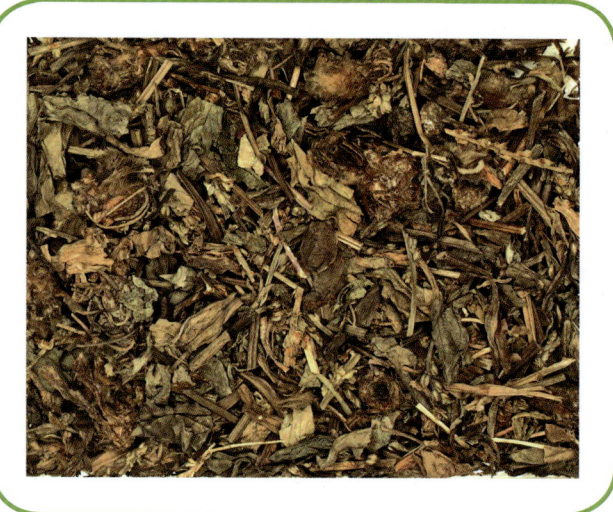

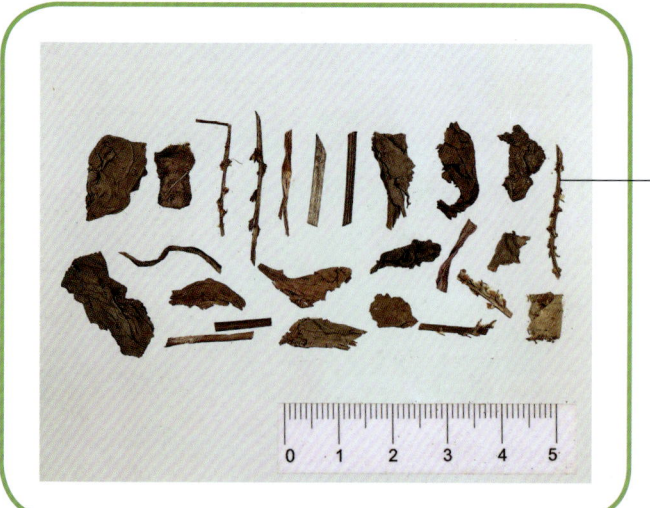

穗状花序

021　车前草

来源
车前科植物车前 *Plantago depressa* Willd. 或平车前 *Plantago asiatica* L. 的干燥全草。

产地
全国大部分地区均产。

性状
不规则的段。根须状或直而长。叶片皱缩，多破碎，表面灰绿色或污绿色，脉明显。可见穗状花序。气微。味微苦。

品质
以身干、绿色、无杂草、无泥土者为佳。

性味归经与功能主治
甘，寒。归肝、肾、肺、小肠经。清热利尿通淋，祛痰，凉血，解毒。用于热淋涩痛，水肿尿少，暑湿泄泻，痰热咳嗽，吐血衄血，痈肿疮毒。

022

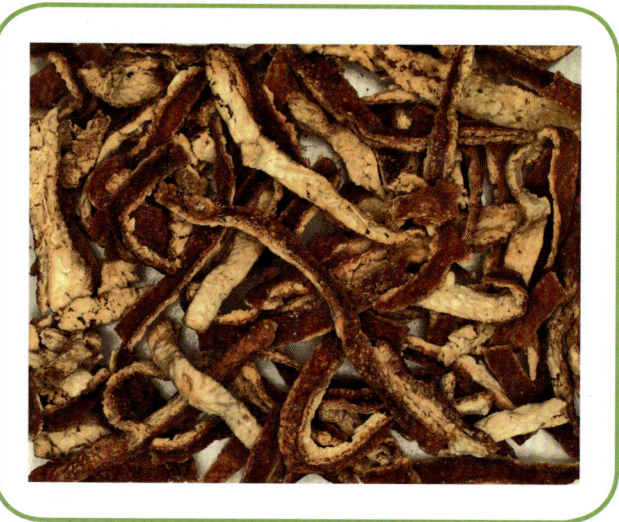

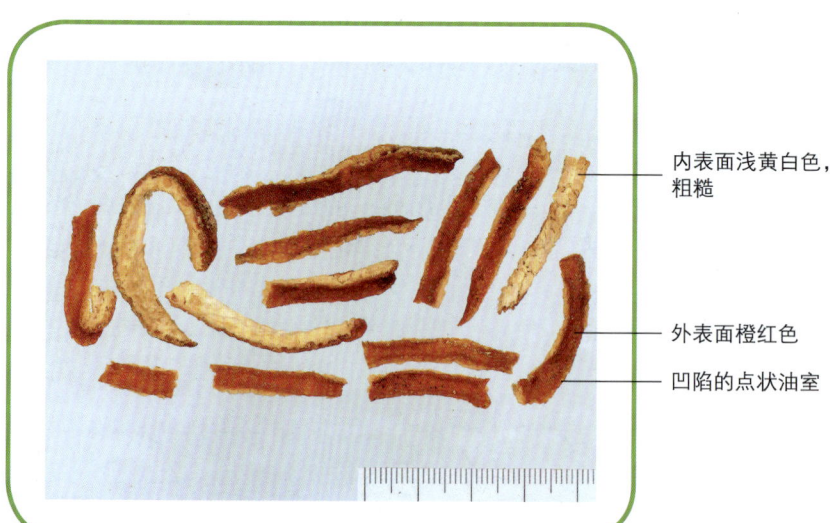

内表面浅黄白色，粗糙

外表面橙红色

凹陷的点状油室

022 陈皮

来源

芸香科植物橘 *Citrus reticulata* Blanco 及其栽培变种的干燥成熟果皮。

产地

主产于重庆、四川、福建、浙江等地。

性状

不规则的条状或丝状。外表面橙红色或红棕色，有细皱纹和凹下的点状油室。内表面浅黄白色，粗糙，附黄白色或黄棕色筋络状维管束。气香。味辛、苦。

品质

以外表面深红色鲜艳，气香者为佳。

性味归经与功能主治

苦、辛，温。归肺、脾经。理气健脾，燥湿化痰。用于胸脘胀满，食少吐泻，咳嗽痰多。

023

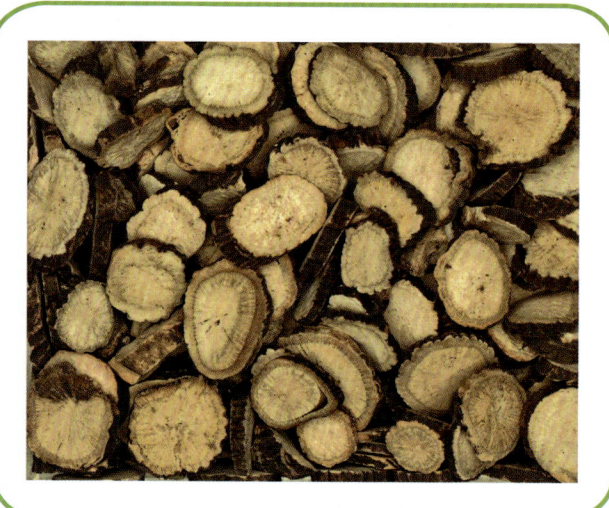

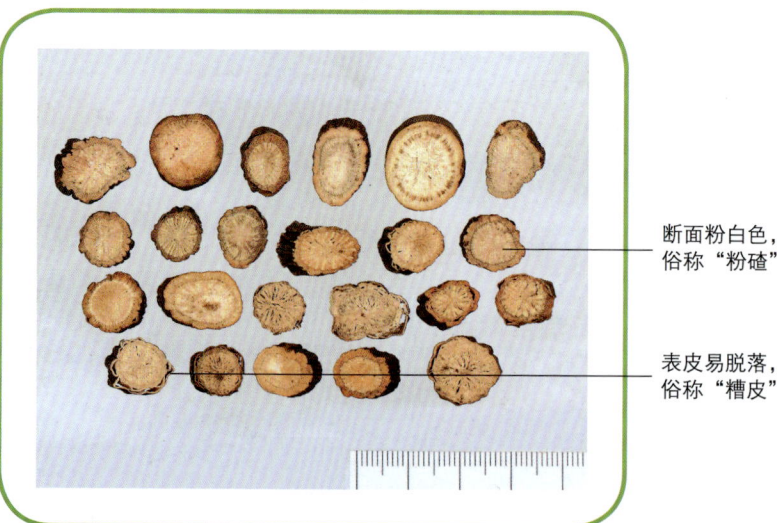

断面粉白色，俗称"粉碴"

表皮易脱落，俗称"糟皮"

023 赤芍

来源

毛茛科植物芍药 *Paeonia lactiflora* Pall. 或川赤芍 *Paeonia veitchii* Lynch 的干燥根。

产地

赤芍主产于内蒙古、河北,以及山西、黑龙江、吉林、辽宁等地。川赤芍主产于四川,以及云南、青海、甘肃等地。

性状

类圆形厚片。外表皮棕褐色。切面粉白色或粉红色,皮部窄,木部放射状纹理明显,有的有裂隙。质硬而脆,易折断。气微香。味微苦、酸涩。

品质

以直径大、具糟皮、断面色粉白裂隙明显者为佳。

性味归经与功能主治

苦,微寒。归肝经。清热凉血,散瘀止痛。用于热入营血,温毒发斑,吐血衄血,目赤肿痛,肝郁胁痛,经闭痛经,癥瘕腹痛,跌扑损伤,痈肿疮疡。

024

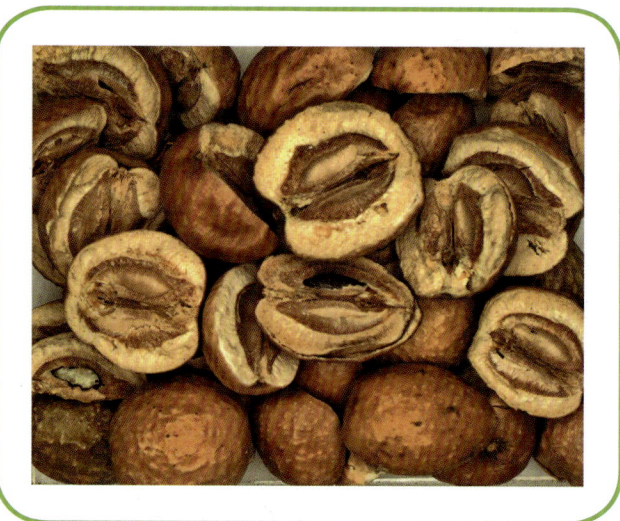

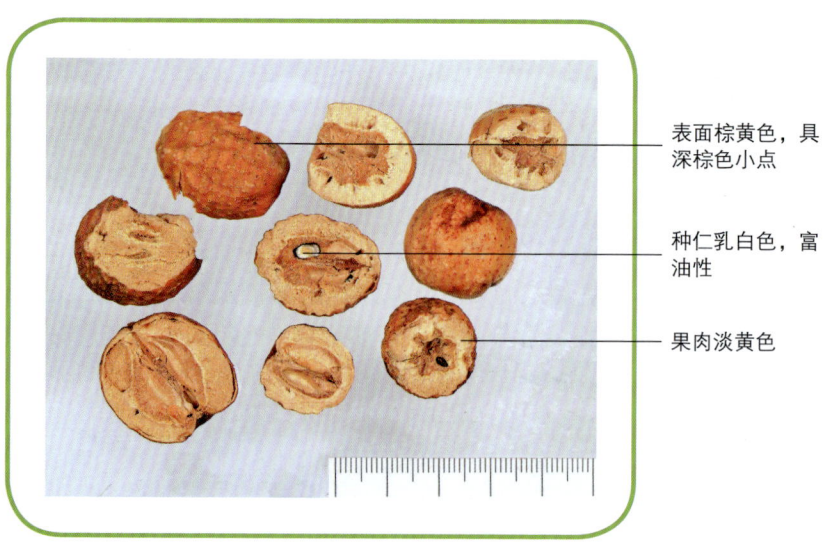

表面棕黄色,具深棕色小点

种仁乳白色,富油性

果肉淡黄色

024　川楝子

来源
楝科植物川楝 *Melia toosendan* Sieb. et Zucc. 的干燥成熟果实。

产地
主产于四川、重庆、贵州，以及湖南、湖北、云南等地。

性状
不规则碎块，果核球形或卵圆形，种子长圆形。表面金黄色至棕黄色，微有光泽，具深棕色小点。果肉深黄色或浅棕色，果核有纵棱，种子黑棕色。质稍软。气特异。味酸、苦。

品质
以个大、饱满、外皮色金黄、果肉色黄白者为佳。

性味归经与功能主治
苦，寒；有小毒。归肝、小肠、膀胱经。疏肝泄热，行气止痛，杀虫。用于肝郁化火，胸胁、脘腹胀痛，疝气疼痛，虫积腹痛。

025

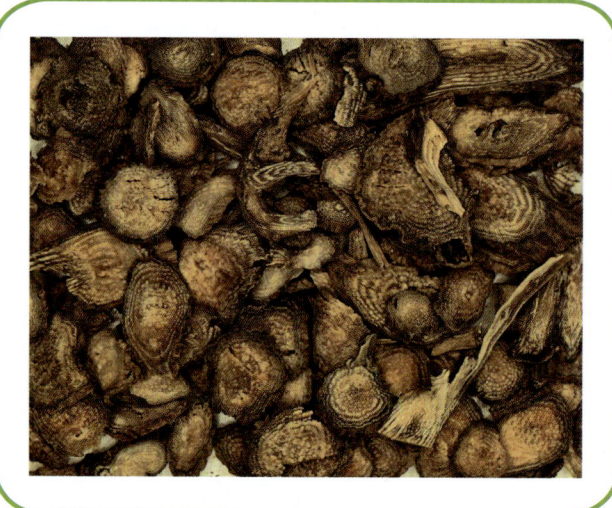

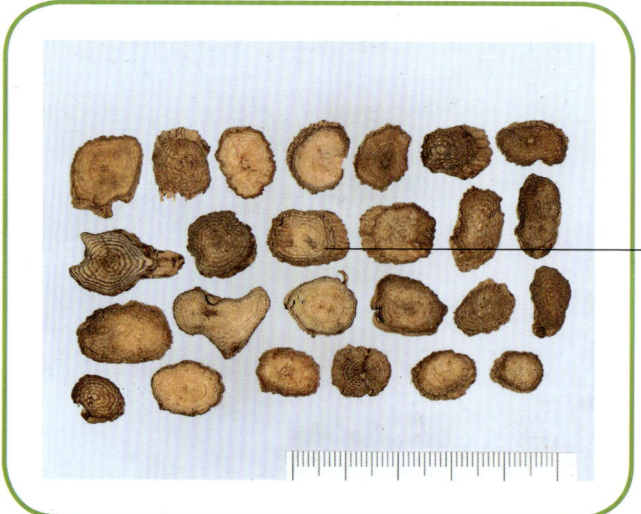

维管束点状,排列成数轮同心环

025 川牛膝

来源
苋科植物川牛膝 Cyathula officinalis Kuan 的干燥根。

产地
主产于四川、云南、贵州，以及陕西、湖北、湖南等地。

性状
圆形厚片。外表皮黄棕色或灰褐色。切面浅黄色至棕黄色。可见多数排列成数轮同心环的黄色点状维管束。质坚实。气微。味甜。

品质
以质柔韧、断面色浅黄者为佳。

性味归经与功能主治
甘、微苦，平。归肝、肾经。逐瘀通经，通利关节，利尿通淋。用于经闭癥瘕，胞衣不下，跌扑损伤，风湿痹痛，足痿筋挛，尿血血淋。

026

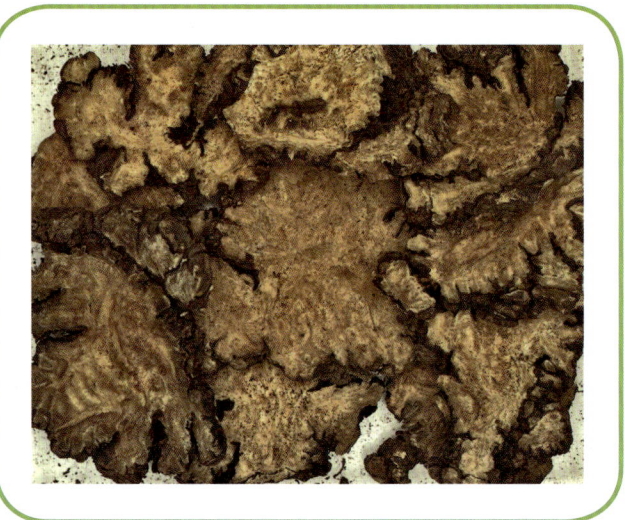

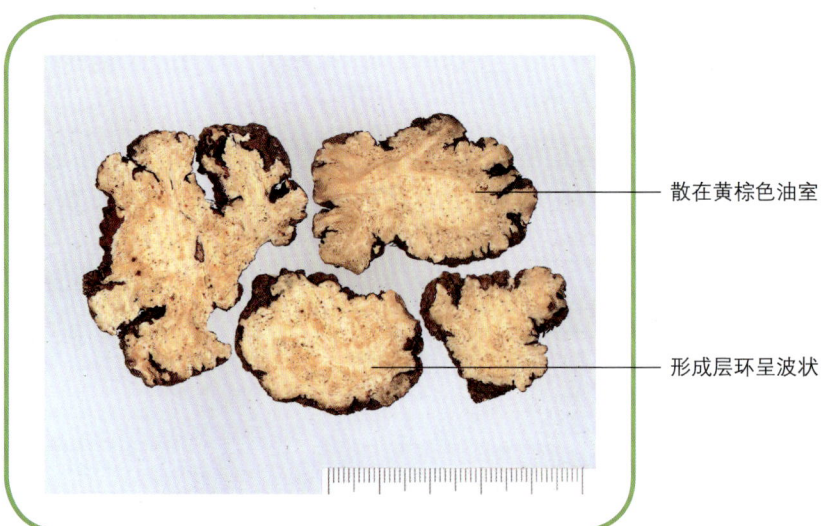

散在黄棕色油室

形成层环呈波状

026　川芎

来源
伞形科植物川芎 *Ligusticum chuanxiong* Hort. 的干燥根茎。

产地
主产于四川等地。

性状
不规则厚片。外表皮灰褐色或褐色，有皱缩纹。切面黄白色或灰黄色，具有明显波状环纹或多角形纹理，散生黄棕色油点。质坚实，不易折断。气浓香。味苦、辛，稍有麻舌感，微回甜。

品质
以个大、饱满、质坚、香气浓、油性大者为佳。

性味归经与功能主治
辛，温。归肝、胆、心包经。活血行气，祛风止痛。用于胸痹心痛，胸胁刺痛，跌扑肿痛，月经不调，经闭痛经，癥瘕腹痛，头痛，风湿痹痛。

027

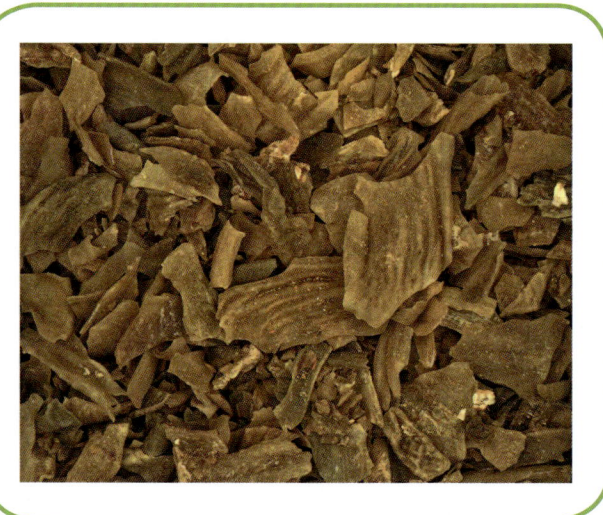

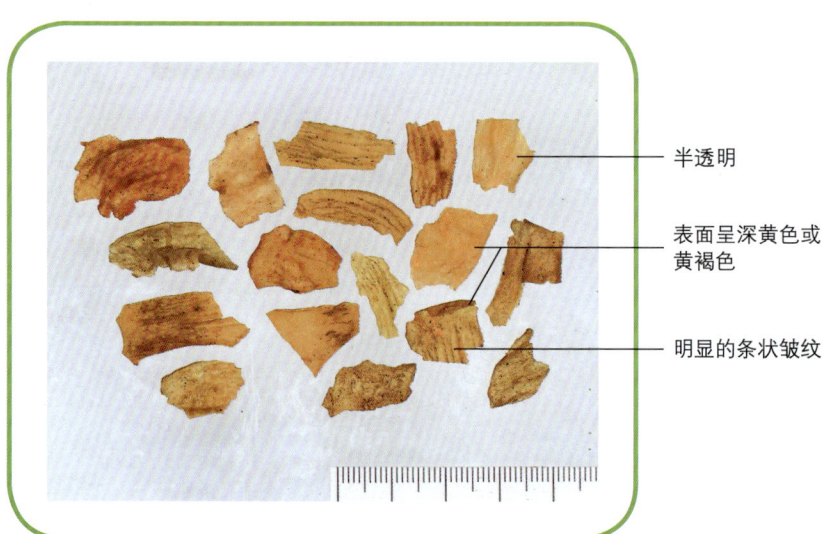

- 半透明
- 表面呈深黄色或黄褐色
- 明显的条状皱纹

027 醋鸡内金

来源

雉科动物家鸡 *Gallus gallus domesticus* Brisson 干燥砂囊内壁的醋炙炮炙品。

产地

全国各地均有出产。

性状

不规则小块。表面暗黄褐色，偶带焦斑。断面有光泽。质脆，易碎。略有醋酸气。味微苦。

品质

以色黄者为佳。

性味归经与功能主治

甘，平。归脾、胃、小肠、膀胱经。健胃消食，涩精止遗，通淋化石。用于食积不消，呕吐泻痢，小儿疳积，遗尿，遗精，石淋涩痛，胆胀胁痛。

028

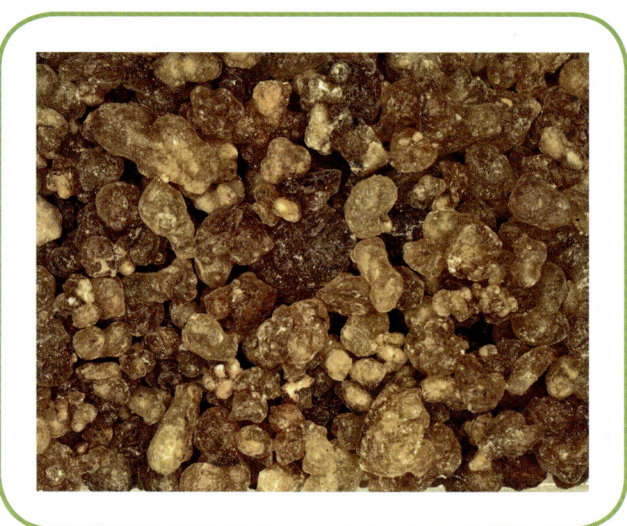

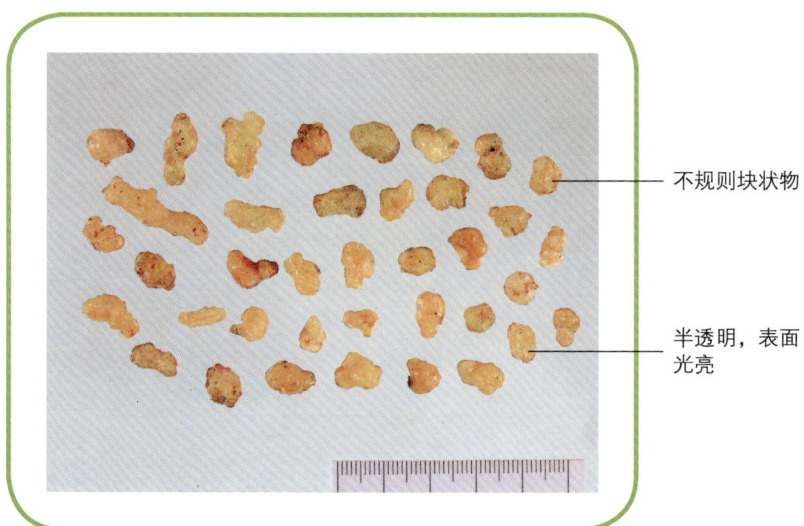

不规则块状物

半透明，表面光亮

028 醋乳香

来源

橄榄科植物乳香树 *Boswellia carterii* Birdw. 及同属植物 *Boswellia bhawdajiana* Birdw. 树皮渗出树脂的醋炙炮炙品。

产地

主产于索马里、埃塞俄比亚，以及利比亚、苏丹、埃及、土耳其等地。

性状

长卵形滴乳状、类圆形颗粒或不规则块状物。表面黄白色，半透明，被有黄白色粉末，久存则颜色加深。破碎面有玻璃样或蜡样光泽。质脆，遇热软化。具特异香气。味微苦。

品质

以颗粒状、色淡黄、半透明、气芳香者为佳。

性味归经与功能主治

辛、苦，温。归心、肝、脾经。活血定痛，消肿生肌。用于胸痹心痛，胃脘疼痛，痛经经闭，产后瘀阻，癥瘕腹痛，风湿痹痛，筋脉拘挛，跌打损伤，痈肿疮疡。

029

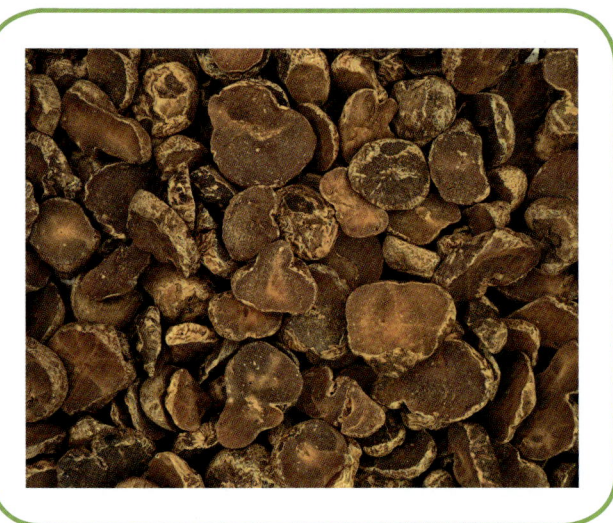

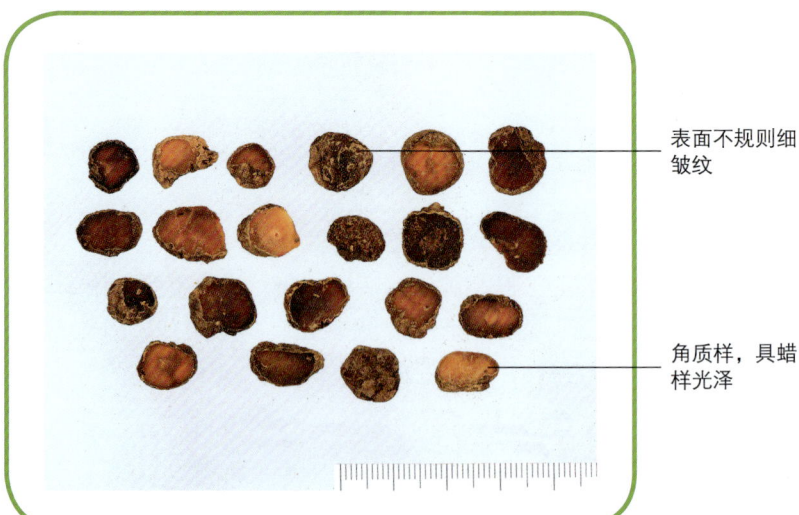

表面不规则细皱纹

角质样，具蜡样光泽

029　醋延胡索

来源
罂粟科植物延胡索 *Corydalis yanhusuo* W. T. Wang 的干燥块茎的醋炙炮炙品。

产地
主产于浙江、陕西等地。

性状
不规则的圆形厚片。外表皮黄褐色，有不规则细皱纹。切面黄褐色，角质样，具蜡样光泽。质较硬。微具醋香气。味苦。

品质
以个大，质坚，饱满，生品断面金黄色，发亮者为佳。

性味归经与功能主治
辛、苦，温。入肝、脾经。活血、行气、止痛。用于胸胁、脘腹疼痛，胸痹心痛，经闭痛经，产后瘀阻，跌扑肿痛。

030

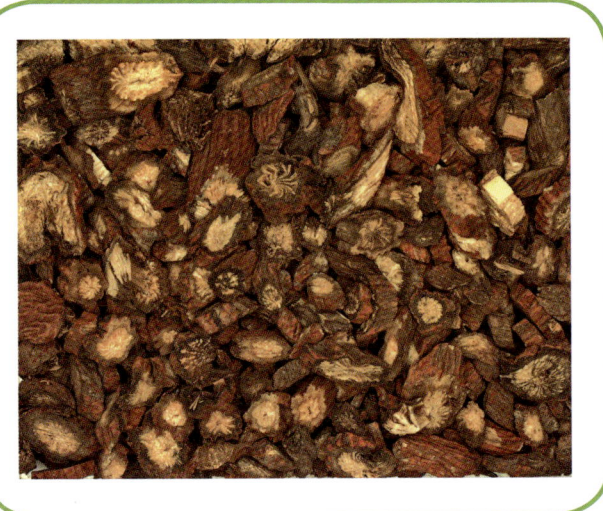

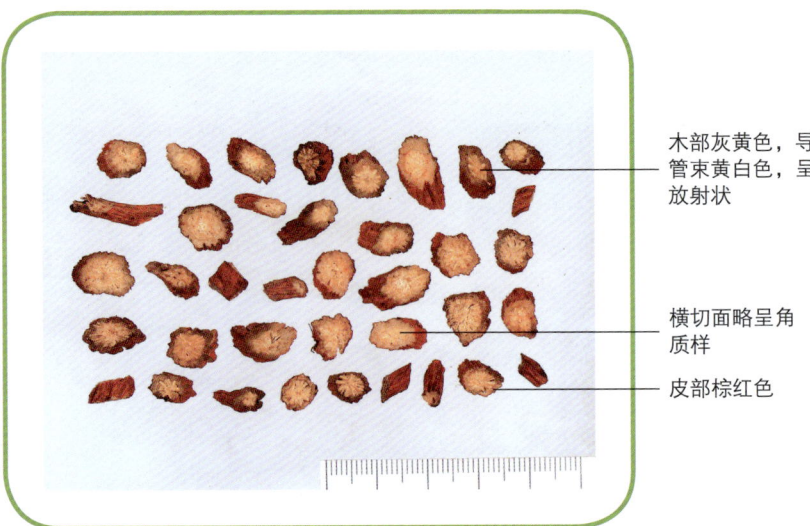

- 木部灰黄色，导管束黄白色，呈放射状
- 横切面略呈角质样
- 皮部棕红色

030　丹参

来源

唇形科植物丹参 *Salvia miltiorrhiza* Bge. 的干燥根和根茎。

产地

主产于陕西、山东、安徽、河北、四川、内蒙古、河南、甘肃、江苏、湖北等地。

性状

类圆形或椭圆形的厚片。外表皮棕红色或暗棕红色，粗糙，具纵皱纹。切面有裂隙或略平整而致密，有的呈角质样，皮部棕红色，木部灰黄色或紫褐色，有黄白色放射状纹理。质硬而脆。气微。味微苦涩。

品质

以条粗壮、色棕红、断面有菊花状纹理者为佳。

性味归经与功能主治

苦，微寒。归心、肝经。活血祛瘀，通经止痛，清心除烦，凉血消痈。用于胸痹心痛，脘腹胁痛，癥瘕积聚，热痹疼痛，心烦不眠，月经不调，痛经经闭，疮疡肿痛。

031

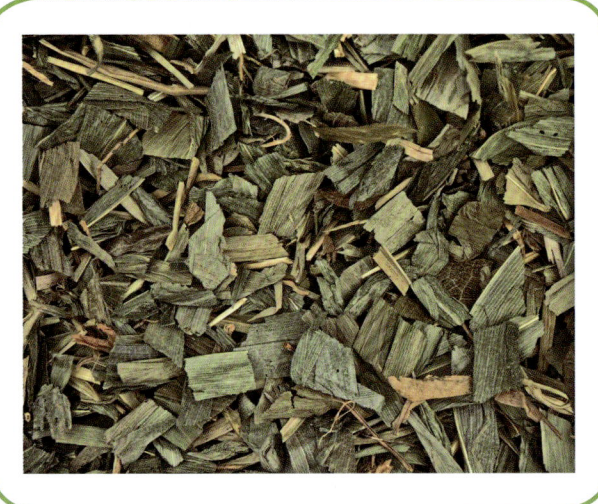

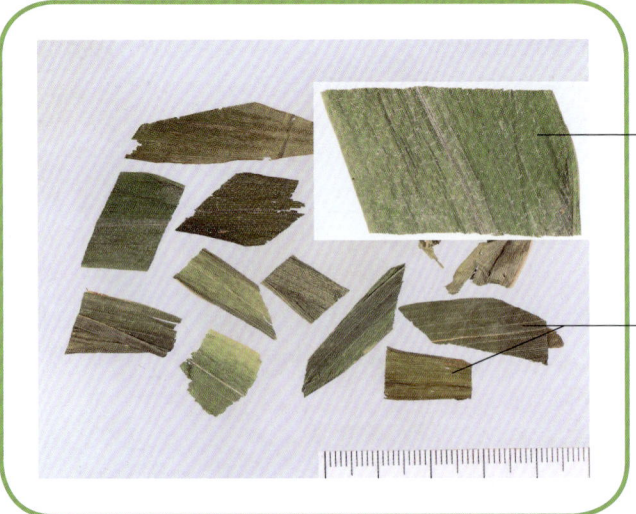

叶脉平行,具横行小脉,形成长方形的网格状

叶片浅绿色或黄绿色

031 淡竹叶

来源

禾本科植物淡竹叶 *Lophatherum gracile* Brongn. 的干燥茎叶。

产地

主产于浙江、江苏、安徽、湖南、四川、湖北、广东、江西等地。

性状

不规则段、片，可见茎碎片、节和开裂的叶鞘。叶浅绿色或黄绿色，叶脉平行，具横行小脉，形成长方形的网格状，下表面尤为明显。体轻，质柔韧。气微。味淡。

品质

以叶多、色绿者为佳。

性味归经与功能主治

甘、淡，寒。归心、胃、小肠经。清热泻火，除烦止渴，利尿通淋。用于热病烦渴，小便短赤涩痛，口舌生疮。

032

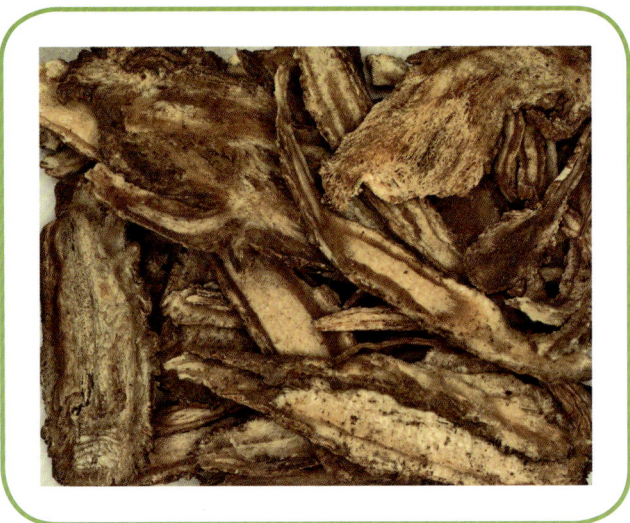

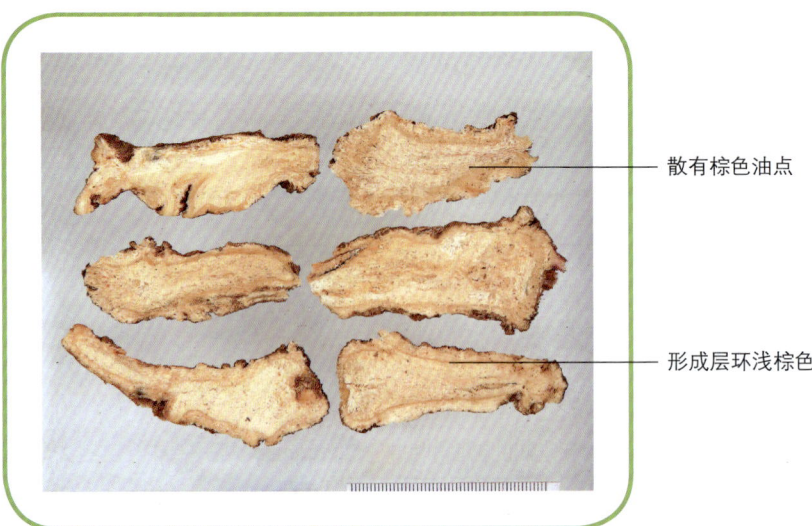

散有棕色油点

形成层环浅棕色

032　当归

来源

伞形科植物当归 *Angelica sinensis* (Oliv.) Diels 的干燥根。

产地

主产于甘肃、云南，以及四川、湖北等地。

性状

类圆形、椭圆形或不规则薄片。外表皮黄棕色至棕褐色。切面黄白色或淡棕黄色，平坦，有裂隙，中间有浅棕色的形成层环，并有多数棕色的油点。质柔韧。香气浓郁。味甘、辛、微苦。

品质

以主根粗长、支根少、皮细、香气浓、油润者为佳。

性味归经与功能主治

甘、辛，温。归肝、心、脾经。补血活血，调经止痛，润肠通便。用于血虚萎黄，眩晕心悸，月经不调，经闭痛经，虚寒腹痛，风湿痹痛，跌扑损伤，痈疽疮疡，肠燥便秘。

033

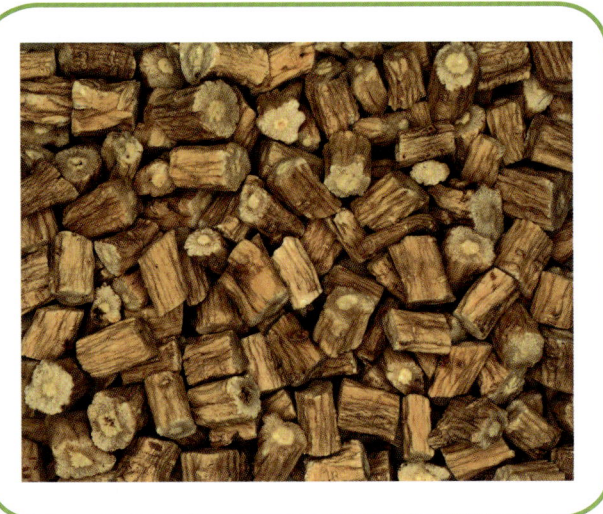

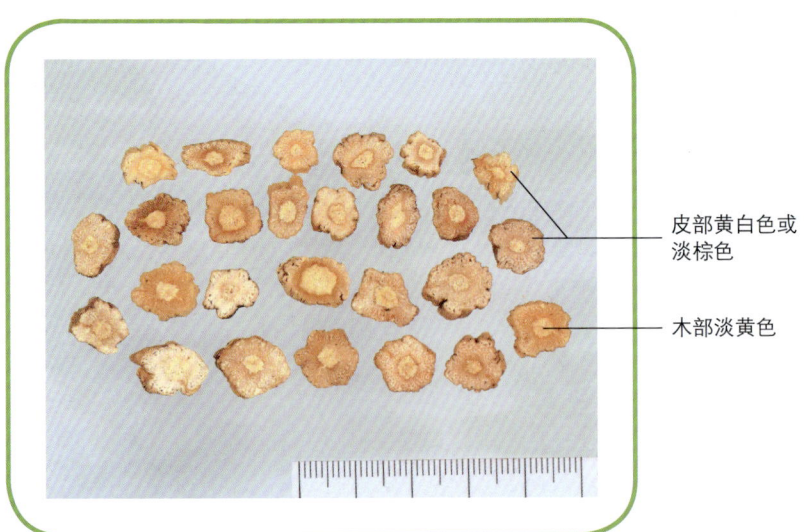

皮部黄白色或淡棕色

木部淡黄色

033 党参片

来源

桔梗科植物党参 *Codonopsis pilosula* (Franch.) Nannf.、素花党参 *Codonopsis pilosula* Nannf. var. *modesta* (Nannf.) L. T. Shen 或川党参 *Codonopsis tangshen* Oliv. 的干燥根。

产地

主产于山西、甘肃、陕西、重庆、湖北、河南等地。

性状

类圆形的厚片。外表皮灰黄色至黄棕色，有时可见根头部有多数疣状突起的茎痕和芽。切面皮部淡黄色至淡棕色，木部淡黄色，有裂隙或放射状纹理。质稍柔软或稍硬而略带韧性。有特殊香气。味微甜。

品质

以质柔润、味甜者为佳。

性味归经与功能主治

甘，平。归脾、肺经。健脾益肺，养血生津。用于脾肺气虚，食少倦怠，咳嗽虚喘，气血不足，面色萎黄，心悸气短，津伤口渴，内热消渴。

034

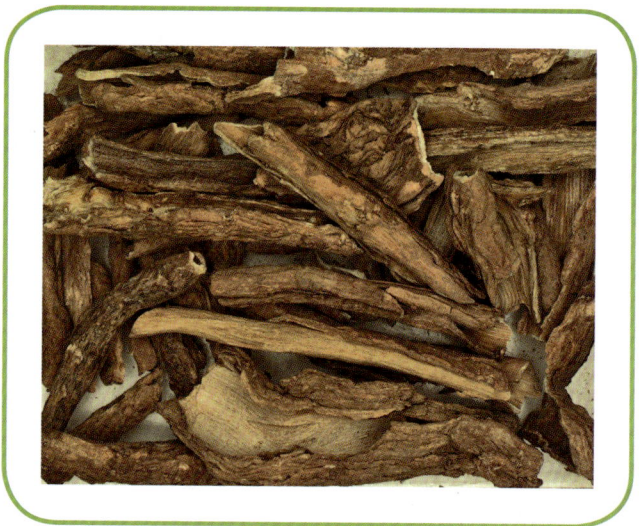

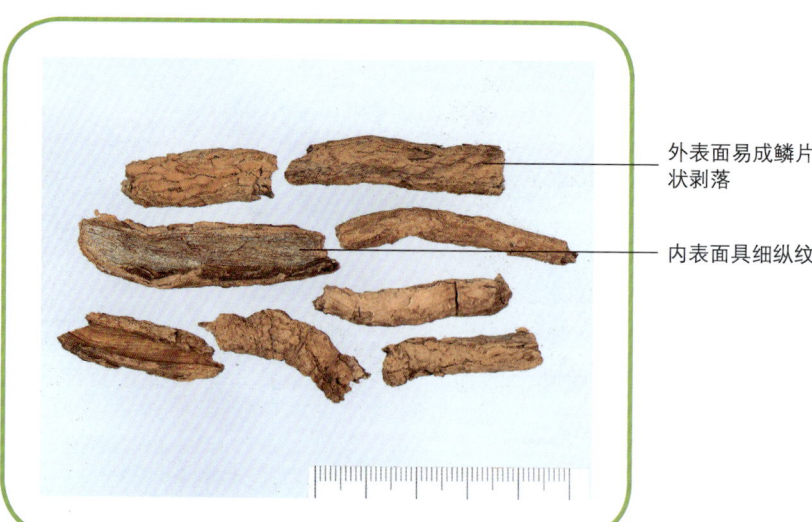

外表面易成鳞片状剥落

内表面具细纵纹

034 地骨皮

来源
茄科植物枸杞 Lycium chinense Mill. 或宁夏枸杞 Lycium barbarum L. 的干燥根皮。

产地
主产于甘肃、宁夏、青海、江苏、浙江、山西、内蒙古等地。

性状
筒状或槽状，长短不一。外表面灰黄色至棕黄色，粗糙，有不规则纵裂纹，易成鳞片状剥落。内表面黄白色至灰黄色，较平坦，有细纵纹。体轻，质脆，易折断，断面不平坦，外层黄棕色，内层灰白色。气微，味微甘而后苦。

品质
以块大、肉厚、无木心者为佳。

性味归经与功能主治
甘，寒。归肺、肝、肾经。凉血除蒸，清肺降火。用于阴虚潮热，骨蒸盗汗，肺热咳嗽，咯血，衄血，内热消渴。

035

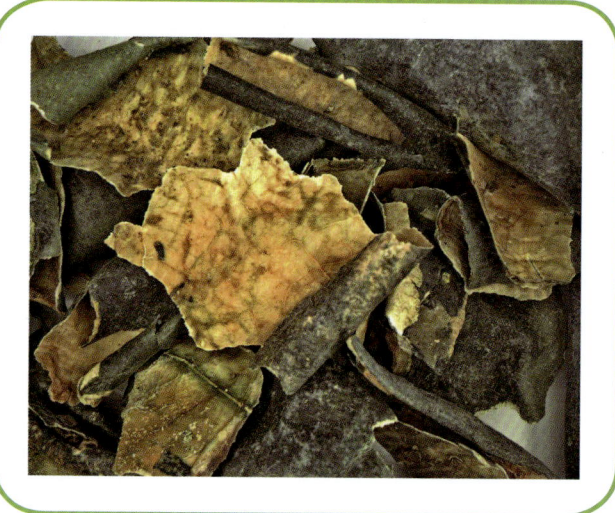

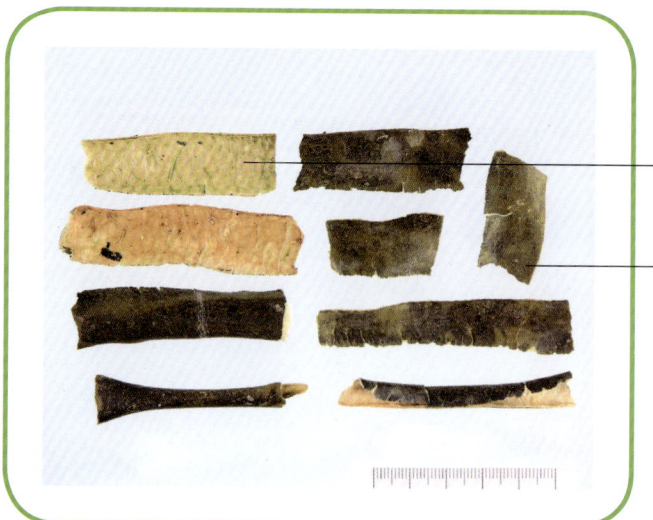

内表面可见筋脉状维管束

外表面灰绿色

035　冬瓜皮

来源
葫芦科植物冬瓜 *Benincasa hispida* (Thunb.) Cogn. 的干燥外层果皮。

产地
全国各地均有出产。

性状
不规则的碎片，常向内卷曲，大小不一。外表面灰绿色或黄白色，被有白霜，有的较光滑不被白霜；内表面较粗糙，有的可见筋脉状维管束。体轻，质脆。气微。味淡。

品质
以皮薄、色灰绿者为佳。

性味归经与功能主治
甘，凉。归脾、小肠经。利尿消肿。用于水肿胀满，小便不利，暑热口渴，小便短赤。

036

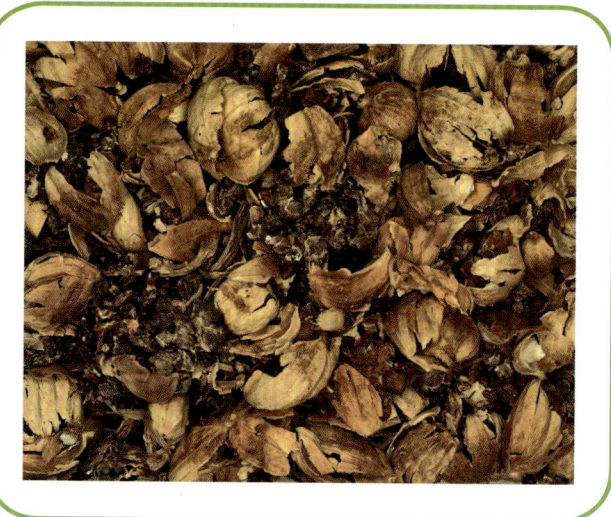

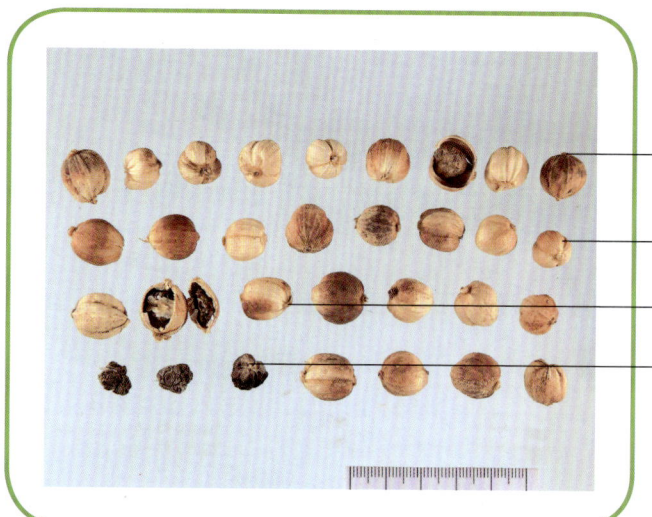

- 顶端突起的柱基
- 3 条较深的纵向槽纹
- 基部凹下的果柄痕
- 种子团分 3 瓣，单粒种子不规则多面体

036 豆蔻

来源

姜科植物白豆蔻 *Amomum kravanh* Pierre ex Gagnep. 或爪哇白豆蔻 *Amomum compactum* Soland ex Maton 的干燥成熟果实。

产地

白豆蔻原产柬埔寨、泰国、越南、缅甸等地。爪哇白豆蔻原产印度尼西亚。现我国海南、云南和广西有栽培。

性状

类球形,种子多面体。果皮表面黄白色至淡黄棕色,有3条较深的纵向槽纹,顶端有突起的柱基,基部有凹下的果柄痕,两端均具浅棕色绒毛。种子表面暗棕色,有皱纹,并被有残留的假种皮。果皮体轻,质脆。气芳香。味辛凉略似樟脑。

品质

以个大、饱满、完整、气味浓者为佳。

性味归经与功能主治

辛,温。归肺、脾、胃经。化湿行气,温中止呕,开胃消食。用于湿浊中阻,不思饮食,湿温初起,胸闷不饥,寒湿呕逆,胸腹胀痛,食积不消。

037

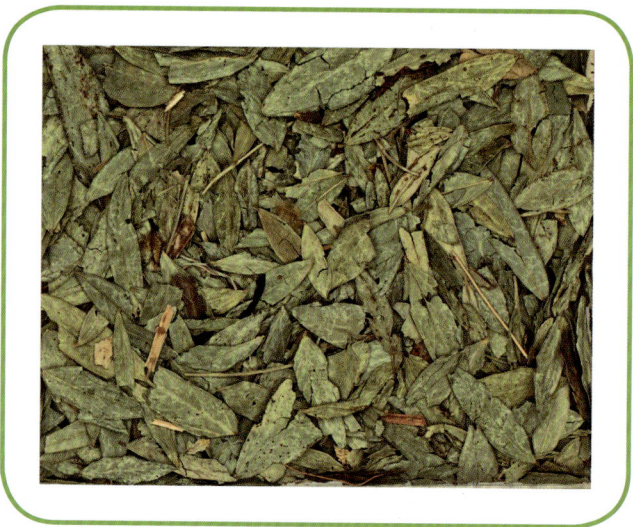

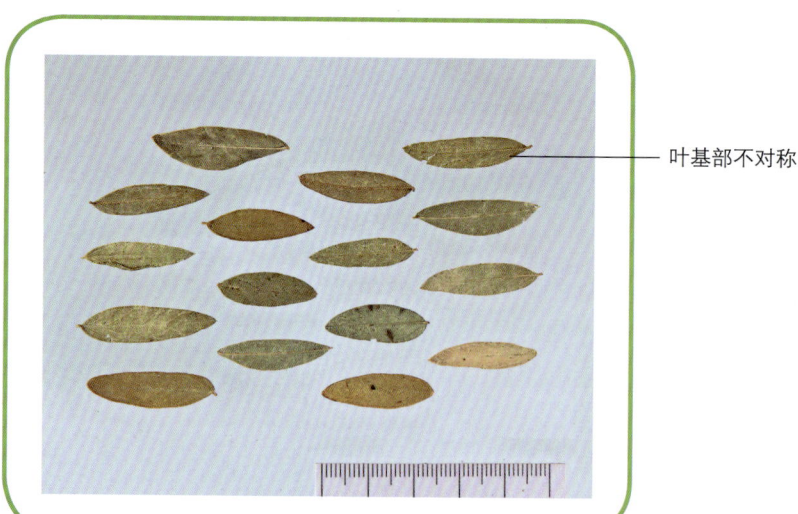

叶基部不对称

037 番泻叶

来源

豆科植物狭叶番泻 *Cassia angustifolia* Vahl 或尖叶番泻 *Cassia acutifolia* Delile 的干燥小叶。

产地

狭叶番泻主产于红海以东至印度一带和印度南端丁内未利地区,以及埃及和苏丹等地。尖叶番泻主产于埃及的尼罗河中上游地区。现我国广东、海南、云南等地有栽培。

性状

狭叶番泻 长卵形或卵状披针形,长 1.5~5 cm,宽 0.4~2 cm,叶端急尖,叶基稍不对称,全缘。表面黄绿色,下表面浅黄绿色,无毛或近无毛,叶脉稍隆起。革质。气微弱而特异。味微苦,稍有黏性。

尖叶番泻 披针形或长卵形,略卷曲,叶端短尖或微突,叶基不对称。两面均有细短毛茸。

品质

以叶形狭尖、完整、色绿者为佳。

性味归经与功能主治

甘、苦,寒。归大肠经。泻热行滞,通便,利水。用于热结积滞,便秘腹痛,水肿胀满。

038

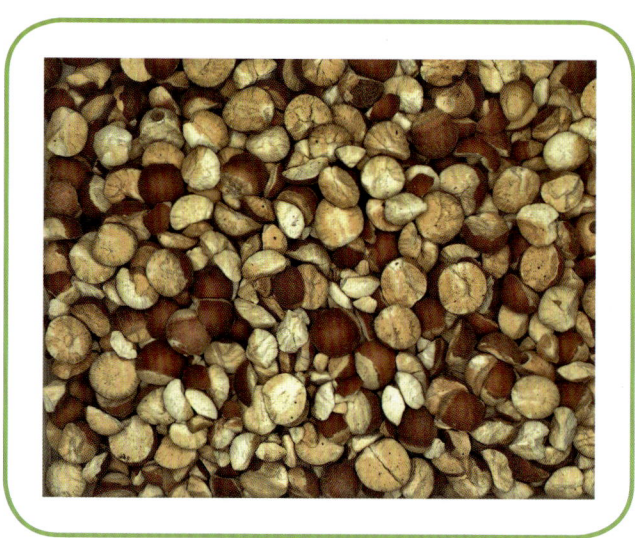

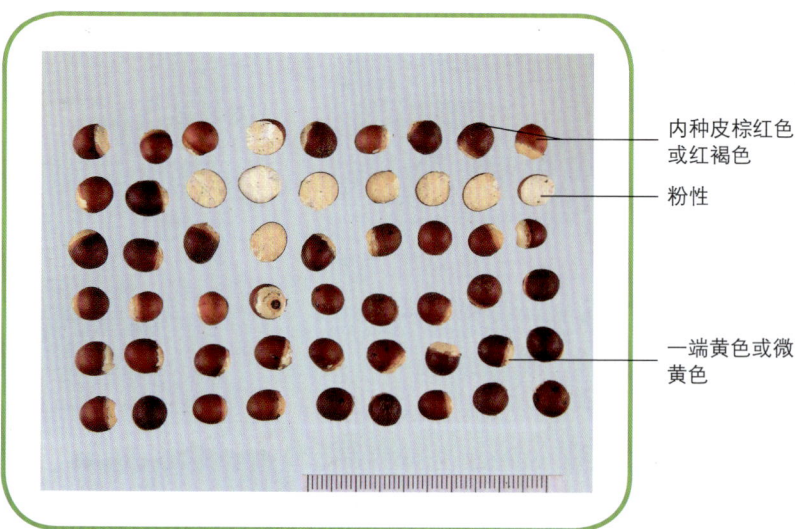

内种皮棕红色或红褐色

粉性

一端黄色或微黄色

038 麸炒芡实

来源
睡莲科植物芡 *Euryale ferox* Salisb. 干燥成熟种仁的麸炒炮炙品。

产地
主产于江苏、湖南、湖北、山东等地。

性状
类球形或半球形,直径 5～8 mm。表面深棕红色。断面微黄色至棕黄色。粉性,质较硬。有香气。味淡。

品质
以表面粉褐色、断面色白、粉性足者为佳。

性味归经与功能主治
甘、涩,平。归脾、肾经。益肾固精,补脾止泻,除湿止带。用于遗精滑精,遗尿尿频,脾虚久泻,白浊,带下。

039

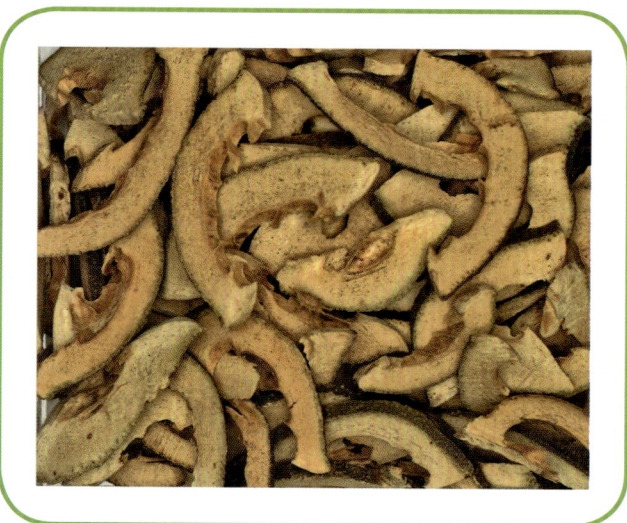

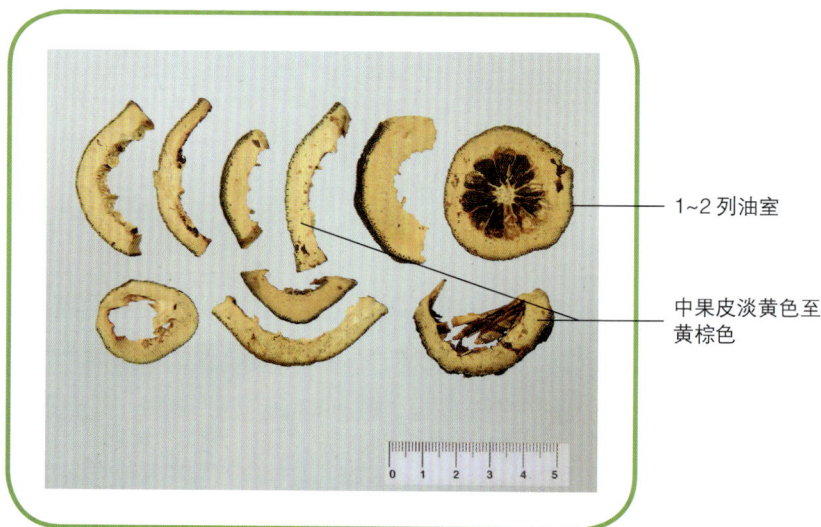

1~2 列油室

中果皮淡黄色至黄棕色

039 麸炒枳壳

来源

芸香科植物酸橙 Citrus aurantium L. 及其栽培变种的干燥未成熟果实的麸炒炮炙品。

产地

主产于四川、江西、湖南等地。

性状

不规则弧状条形薄片。切面外果皮棕褐色至褐色，中果皮棕黄色至黄棕色，偶有焦斑，近外缘有 1~2 列点状油室，内侧有的有少量紫褐色瓤囊。

品质

以外果皮绿褐色，果肉厚，质坚色白，气清香者为佳。

性味归经与功能主治

辛、苦、酸，微寒。归脾、胃经。理气宽中，行滞消胀。用于胸胁气滞，胀满疼痛，食积不化，痰饮内停，脏器下垂。

040

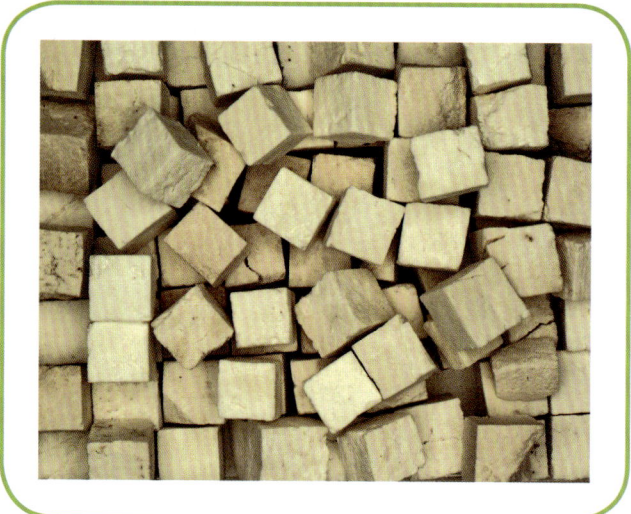

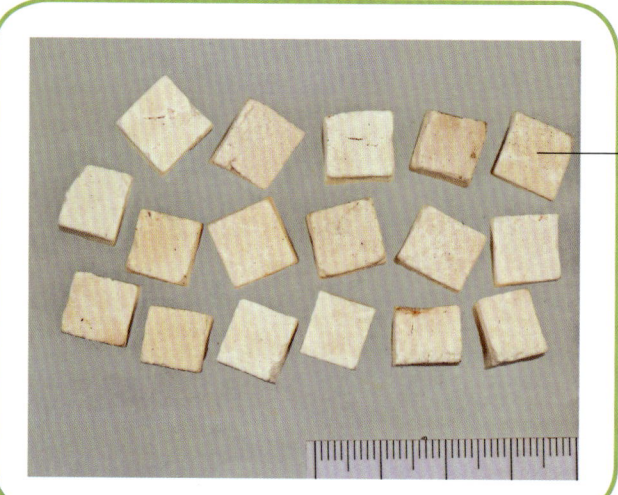

断面颗粒样

040　茯苓

来源

多孔菌科真菌茯苓 *Poria cocos* (Schw.) Wolf 的干燥菌核。

产地

主产于云南、安徽、湖北、河南、湖南，以及广东、广西、福建等地。

性状

立方块状或方块状厚片，大小不一。白色、淡红色或淡棕色。气微。味淡，嚼之黏牙。

品质

以质地坚实，断面白色，细腻，嚼之黏牙者为佳。

性味归经与功能主治

甘、淡，平。归心、肺、脾、肾经。利水渗湿，健脾，宁心。用于水肿尿少，痰饮眩悸，脾虚食少，便溏泄泻，心神不安，惊悸失眠。

041

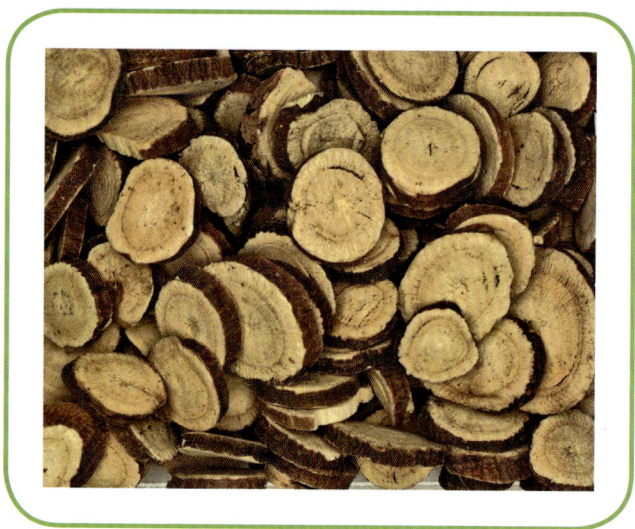

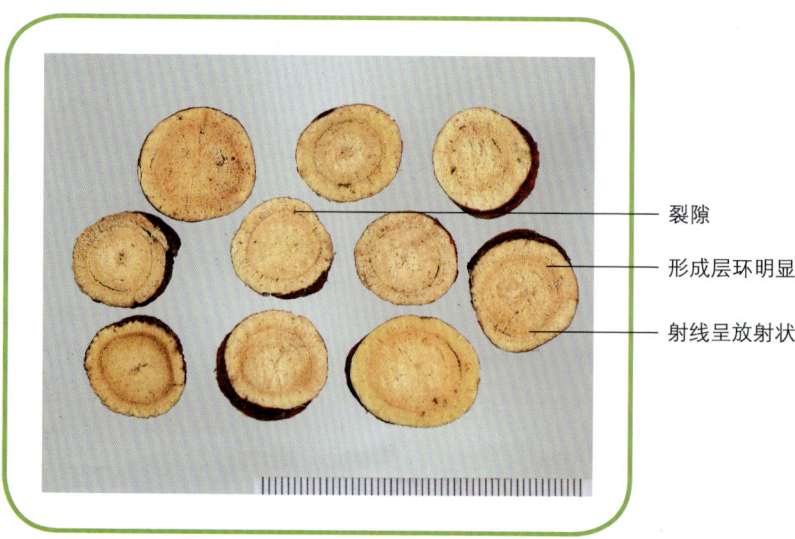

裂隙
形成层环明显
射线呈放射状

041 甘草片

来源
豆科植物甘草 *Glycyrrhiza uralensis* Fisch. 胀果甘草 *Glycyrrhiza inflata* Bat. 或光果甘草 *Glycyrrhiza glabra* L. 的干燥根及根茎。

产地
主产于内蒙古、甘肃、山西、陕西、青海、新疆、东北等地。

性状
类圆形或椭圆形的厚片。外表皮红棕色或灰棕色，具纵皱纹。切面略显纤维性，中心黄白色，有明显放射状纹理及形成层环。质坚实，具粉性。气微。味甜而特殊。

品质
以直径粗，外皮色红、细，质坚实，口面光洁，粉性大者为佳。

性味归经与功能主治
甘，平。归心、肺、脾、胃经。补脾和胃，益气复脉。用于脾胃虚弱，倦怠乏力，心动悸，脉结代。

042

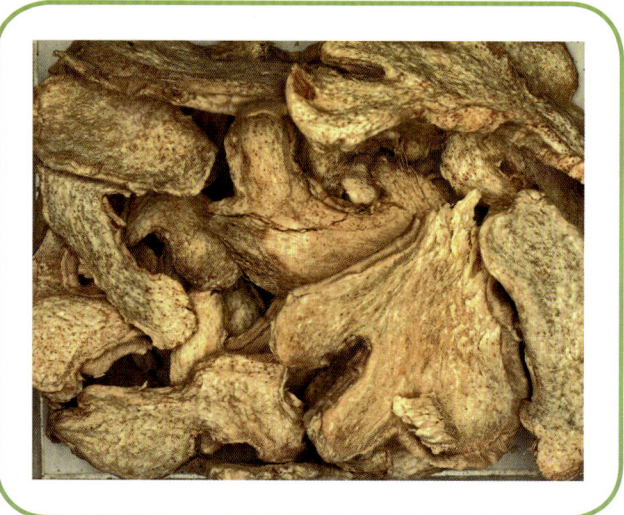

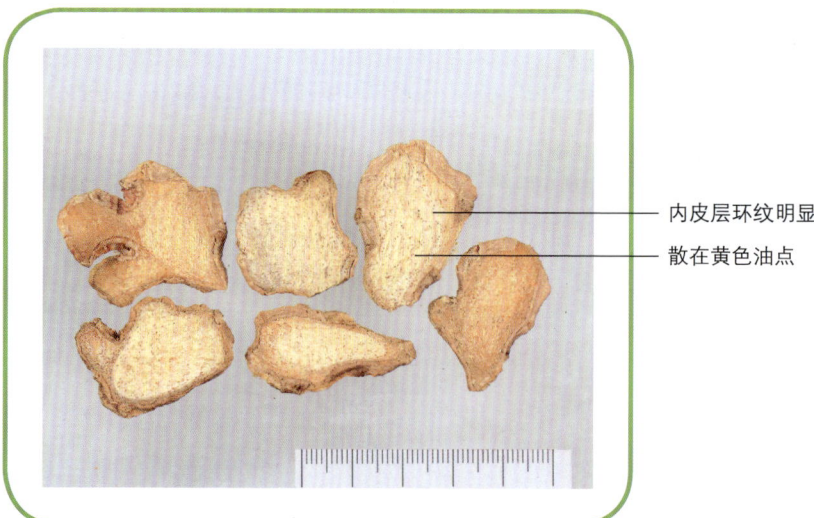

内皮层环纹明显
散在黄色油点

042 干姜

来源
姜科植物姜 *Zingiber officinale* Rose. 的干燥根茎。

产地
主产于四川、贵州、浙江等地。

性状
不规则纵切片或斜切片,具指状分支,厚2~4 mm。外表皮灰黄色或浅黄棕色,粗糙,具纵皱纹及明显的环节。切面灰黄色或灰白色,略显粉性,可见较多的纵向纤维,有的呈毛状。质坚实。气香、特异。味辛辣。

品质
以质坚实、断面色黄白、粉性足、气味浓者为佳。

性味归经与功能主治
辛,热。归脾、胃、肾、心、肺经。温中散寒,回阳通脉,温肺化饮。用于脘腹冷痛,呕吐泄泻,肢冷脉微,寒饮喘咳。

043

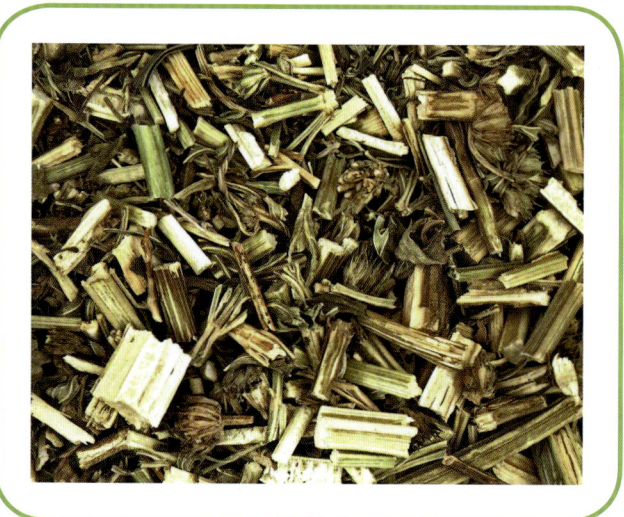

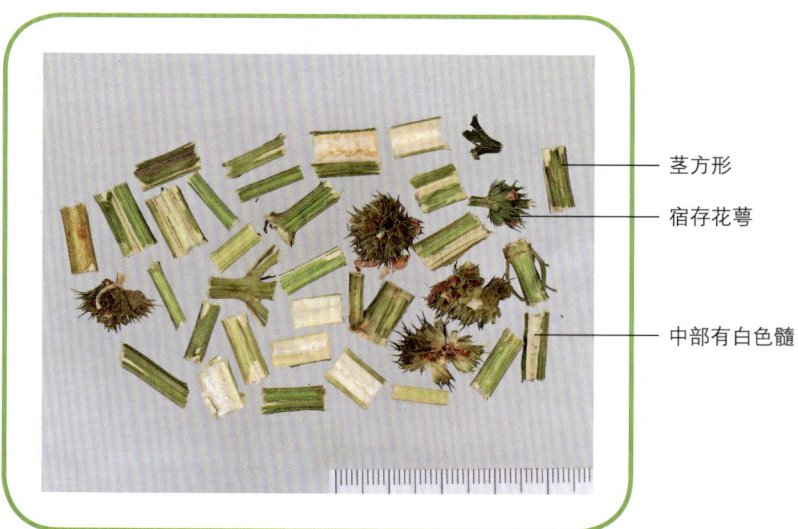

- 茎方形
- 宿存花萼
- 中部有白色髓

043　干益母草

来源
唇形科植物益母草 Leonurus japonicus Houtt. 的新鲜或干燥地上部分。

产地
主产于东北、华北等地。

性状
不规则段。茎四方形，叶多卷缩或破碎。茎表面灰绿色或黄绿色；断面中部有髓。叶片灰绿色。轮伞花序腋生，小花淡紫色，花萼筒状，花冠二唇形。体轻，质韧。气微。味微苦。

品质
以质嫩、叶多、色灰绿者为佳。

性味归经与功能主治
苦、辛，微寒。归肝、心包、膀胱经。活血调经，利尿消肿，清热解毒。用于月经不调，痛经经闭，恶露不尽，水肿尿少，疮疡肿毒。

044

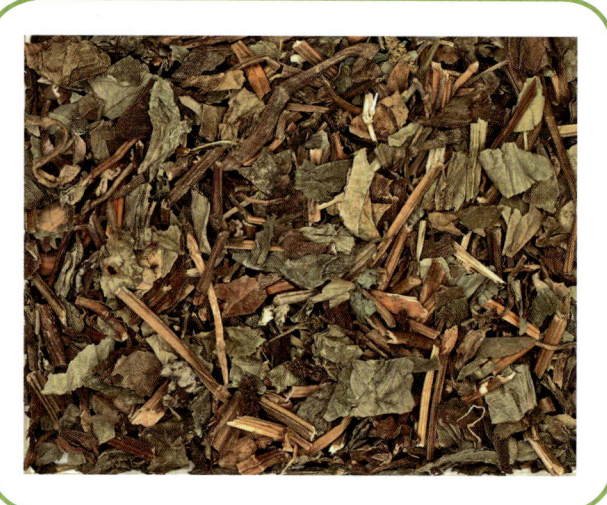

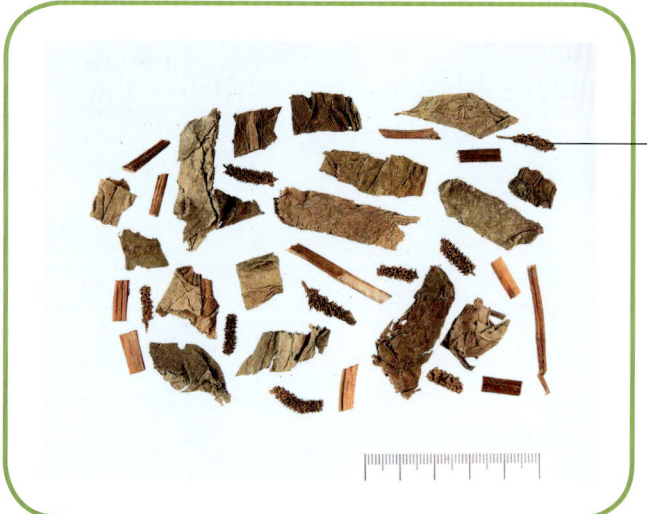

穗状花序黄棕色

044 干鱼腥草

来源

三白草科植物蕺菜 *Houttuynia cordata* Thunb. 的新鲜全草或干燥地上部分。

产地

主产于浙江、湖北、江苏等地。

性状

不规则中段。茎扁圆柱形,叶片皱缩破碎。茎表面棕黄色,叶片上表面暗黄绿色至暗棕色,下表面灰棕黄色;穗状花序黄棕色。具鱼腥气。味涩。质脆。

品质

以叶多、色灰绿、有花穗、鱼腥气浓者为佳。

性味归经与功能主治

辛,微寒。归肺经。清热解毒,消痈排脓,利尿通淋。用于肺痈吐脓,痰热喘咳,热痢,热淋,痈肿疮毒。

045

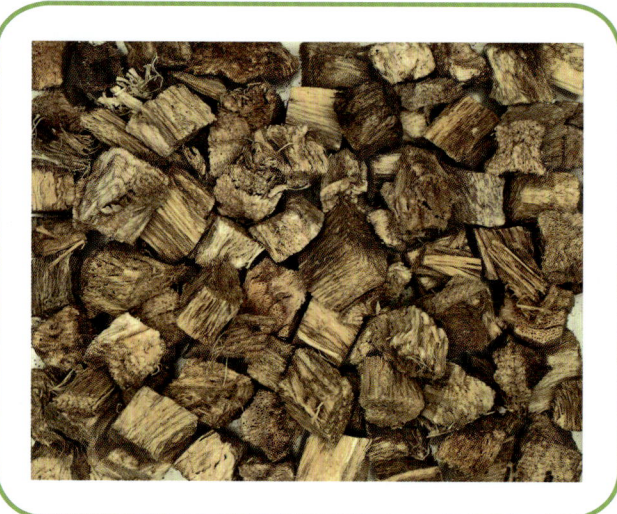

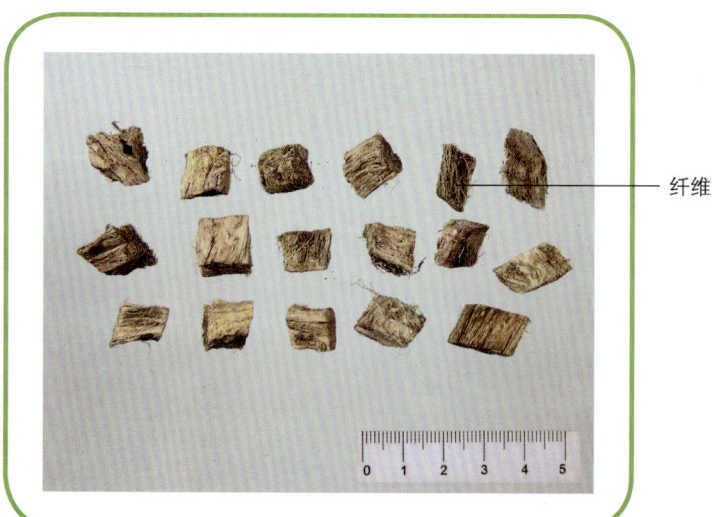

纤维

045　葛根

来源

豆科植物野葛 *Pueraria lobata* (Willd.) Ohwi. 的干燥根。

产地

主产于湖南、河南、广东、浙江等地。

性状

纵切的长方形厚片或小方块。切面浅黄棕色至棕黄色。质韧，纤维性强。气微。味微甜。

品质

以纤维性强者为佳。

性味归经与功能主治

甘、辛，凉。归脾、胃、肺经。解肌退热，生津止渴，透疹，升阳止泻，通经活络，解酒毒。用于外感发热头痛，项背强痛，口渴，消渴，麻疹不透，热痢，泄泻，眩晕头痛，中风偏瘫，胸痹心痛，酒毒伤中。

046

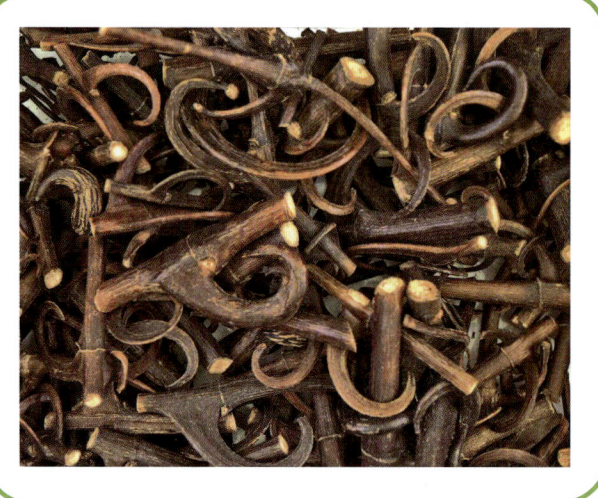

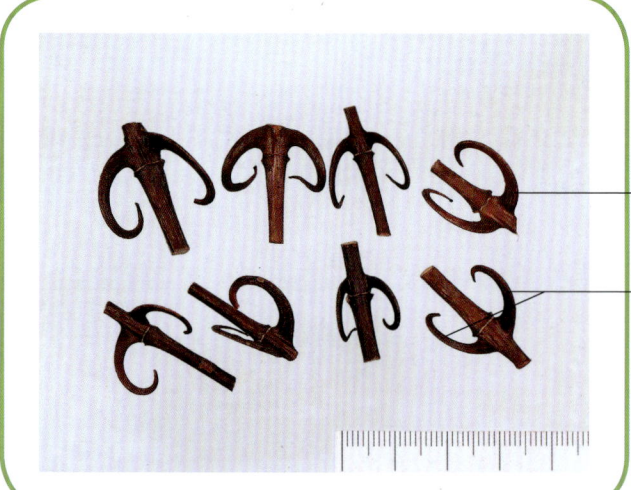

表面红棕色至紫红色者具细纵纹

多数枝节上对生两个向下弯曲的钩

046　钩藤

来源

茜草科植物钩藤 *Uncaria rhynchophylla* (Miq.)Miq. ex Havil.、大叶钩藤 *Uncaria macrophylla* Wall.、毛钩藤 *Uncaria hirsuta* Havil.、华钩藤 *Uncaria sinensis* (Oliv.) Havil. 或无柄果钩藤 *Uncaria essilifructus* Roxb. 的干燥带钩茎枝。

产地

主产于广东、广西、云南、福建、江西、四川、陕西、安徽、浙江，以及湖南、湖北、贵州等地。

性状

不规则的段。表面红棕色至紫红色者具细纵纹，光滑无毛；黄绿色至灰褐色者有的可见白色点状皮孔，被黄褐色柔毛。多数枝节上对生两个向下弯曲的钩（不育花序梗），或仅一侧有钩，另一侧为突起的瘢痕；钩略扁或稍圆，先端细尖，基部较阔；钩基部的枝上可见叶柄脱落后的窝点状痕迹和环状的托叶痕。切面黄棕色，皮部纤维性，髓部黄白色。质坚韧。气微。味淡。

品质

以茎细、带钩、色紫红者为佳。

性味归经与功能主治

甘，凉。归肝、心包经。息风定惊，清热平肝。用于肝风内动，惊痫抽搐，高热惊厥，感冒夹惊，小儿惊啼，妊娠子痫，头痛眩晕。

047

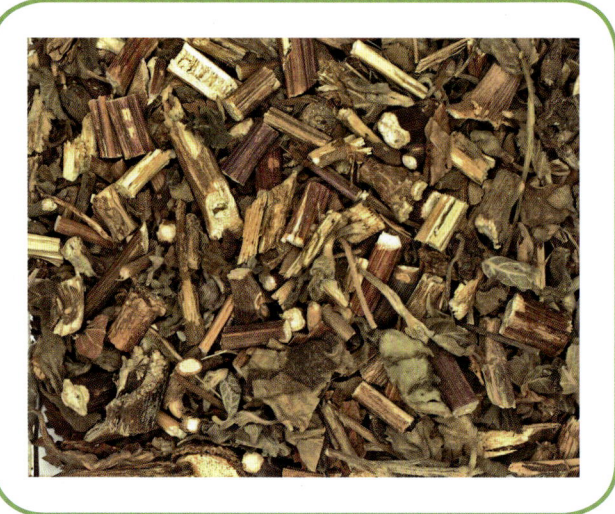

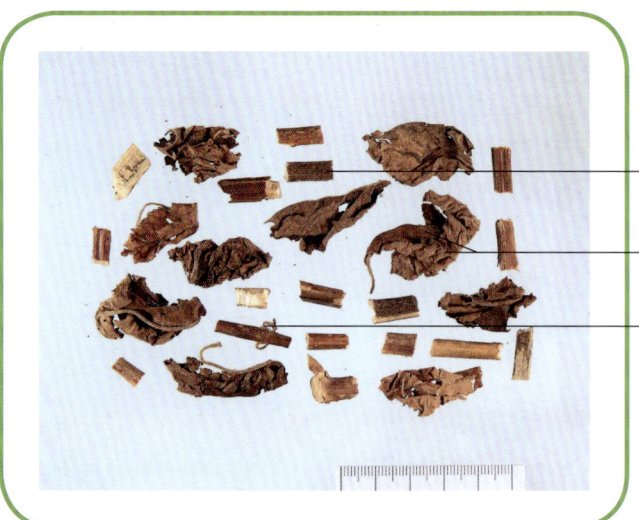

茎略呈方柱形，表面被柔毛

叶两面均被灰白色绒毛

叶对生

047 广藿香

来源
唇形科植物广藿香 *Pogostemon cablin* (Blanco) Benth. 的干燥地上部分。

产地
主产于广东、海南等地。

性状
不规则的段。茎略呈方柱形，叶破碎或皱缩成团。茎表面灰棕色或灰褐色，被柔毛，切面中央有白色髓。叶片两面均被灰白色绒毛，边缘具大小不规则的钝齿；叶柄细，被柔毛。质硬脆。气香特异。味微苦。

品质
以叶多、茎枝色灰黄、香气浓者为佳。

性味归经与功能主治
辛，微温。归脾、胃、肺经。芳香化浊，和中止呕，发表解暑。用于湿浊中阻，脘痞呕吐，暑湿表证，湿温初起，发热倦怠，胸闷不舒，寒湿闭暑，腹痛吐泻，鼻渊头痛。

048

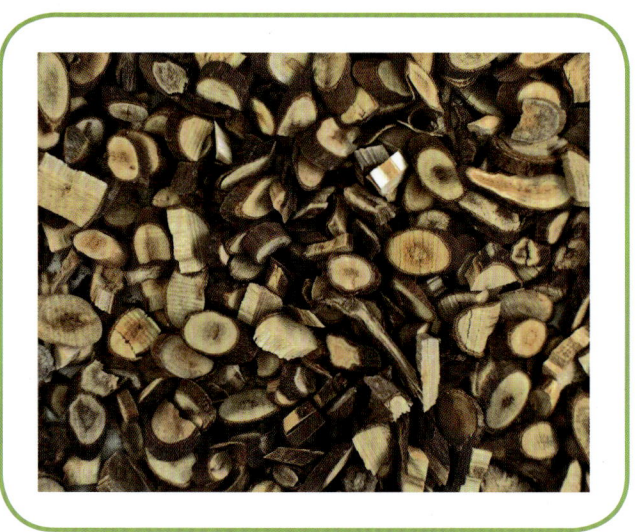

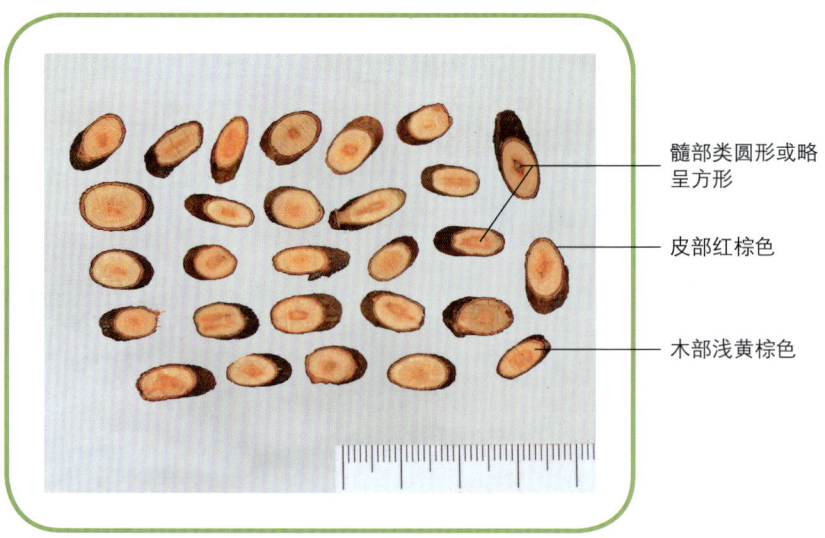

髓部类圆形或略呈方形

皮部红棕色

木部浅黄棕色

048　桂枝

来源
樟科植物肉桂 *Cinnamomum cassia* Presl 的干燥嫩枝。

产地
主产于广西、广东等地。

性状
圆柱形的段，或类圆形厚片。表面红棕色至棕色，有时可见点状皮孔或纵棱线。切面皮部红棕色，木部黄白色或浅黄棕色，髓部类圆形或略呈方形。质硬脆。有特异香气。味甜、微辛。

品质
以枝条嫩、色红棕、香气浓者为佳。

性味归经与功能主治
辛、甘，温。归心、肺、膀胱经。发汗解肌，温通经脉，助阳化气，平冲降气。用于风寒感冒，脘腹冷痛，血寒经闭，关节痹痛，痰饮，水肿，心悸，奔豚。

049

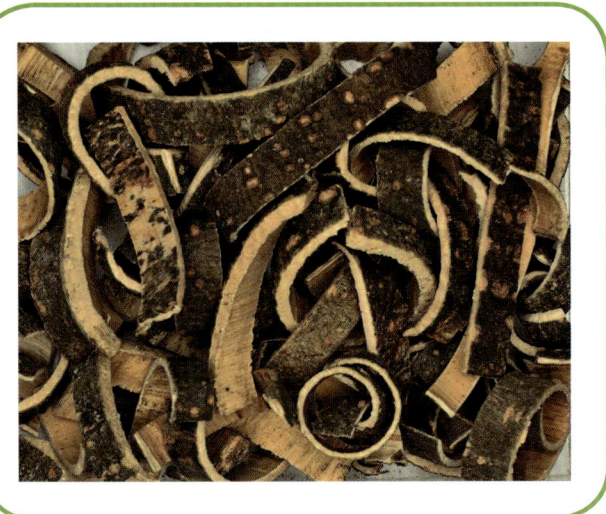

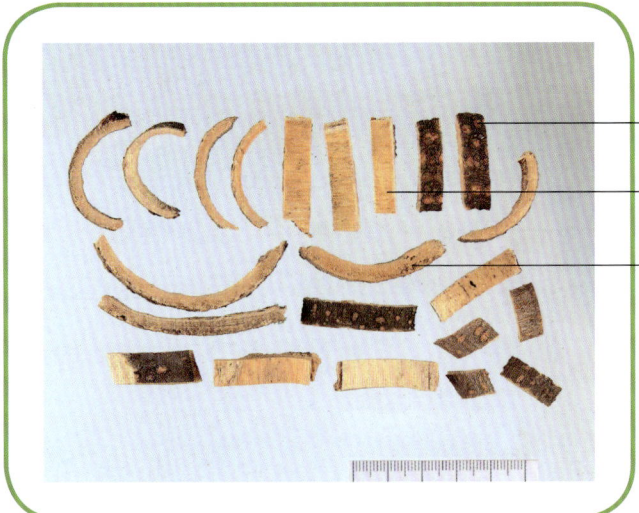

- 明显的椭圆形横向皮孔
- 内表面平滑，有细密纵纹
- 切面呈纤维性片状

049　合欢皮

来源
豆科植物合欢 *Albizia julibrissin* Durazz. 的干燥树皮。

产地
主产于湖北、江苏、浙江、安徽等地。

性状
弯曲的丝或块片状。外表面灰棕色至灰褐色，稍有纵皱纹，密生明显的椭圆形横向皮孔，棕色或棕红色。内表面淡黄棕色或黄白色，平滑，具细密纵纹。切面呈纤维性片状，淡黄棕色或黄白色。质硬脆，易折断。气微香。味淡、微涩、稍刺舌，而后喉头有不适感。

品质
以皮细嫩、皮孔明显者为佳。

性味归经与功能主治
甘，平。归心、肝、肺经。解郁安神，活血消肿。用于心神不安，抑郁失眠，肺痈，疮肿，跌扑伤痛。

050

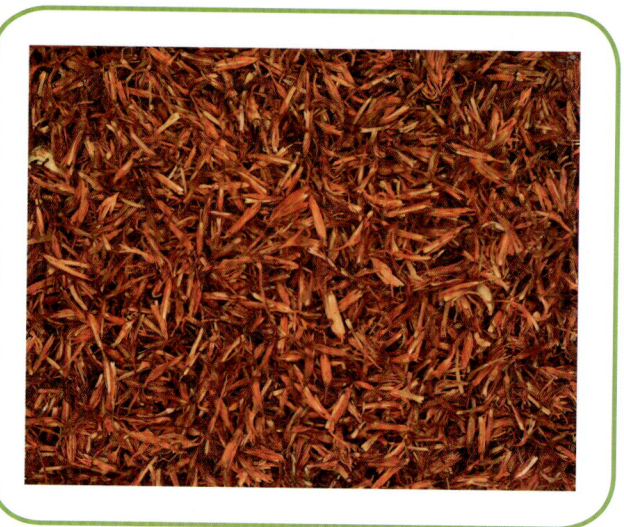

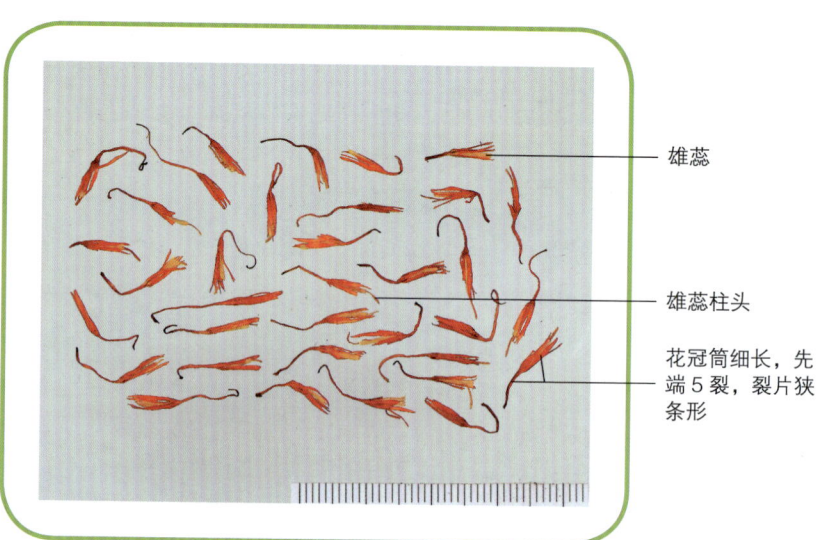

雄蕊

雄蕊柱头

花冠筒细长,先端5裂,裂片狭条形

050 红花

来源

菊科植物红花 Carthamus tinctorius L. 的干燥花。

产地

主产于河南、新疆、云南、四川、浙江等地。

性状

不带子房的管状花,长 1~2 cm。表面红黄色或红色。花冠筒细长,先端 5 裂,裂片呈狭条形,长 5~8 cm;雄蕊 5,花药聚合成筒状,黄白色;柱头长圆柱形,顶端微分叉。质柔软。气微香。味微苦。

品质

以色红黄、鲜艳、质柔软者为佳。

性味归经与功能主治

辛,温。归心、肝经。活血通经,散瘀止痛。用于经闭,痛经,恶露不行,癥瘕痞块,胸痹心痛,瘀滞腹痛,胸胁刺痛,跌扑损伤,疮疡肿痛。

051

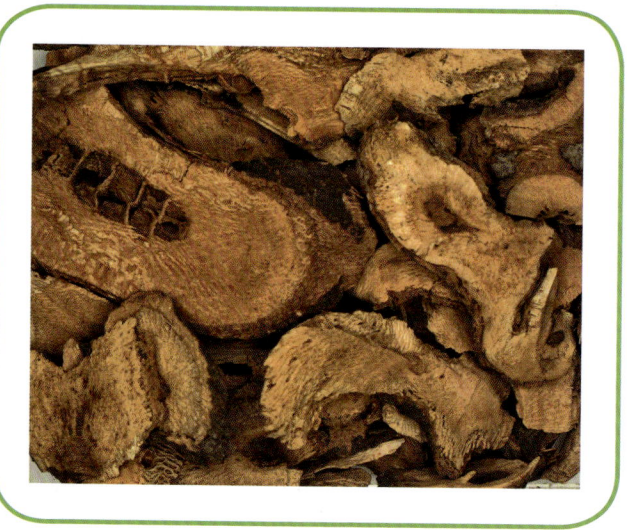

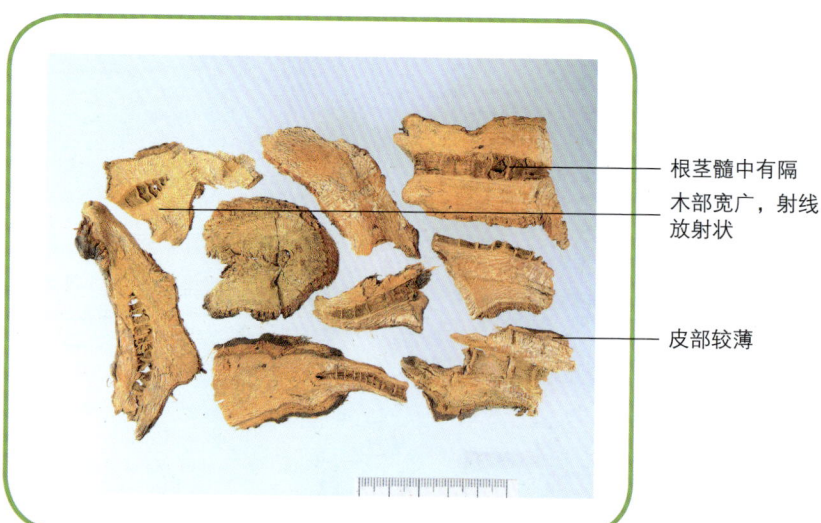

根茎髓中有隔
木部宽广，射线放射状
皮部较薄

051　虎杖

来源

蓼科植物虎杖 *Polygonum cuspidatum* Sieb. et Zucc. 的干燥根茎和根。

产地

主产于湖北、湖南、江苏、浙江、江西等地。

性状

不规则厚片。外皮棕褐色，有纵皱纹和须根痕，切面皮部较薄，木部宽广，棕黄色，射线放射状，皮部与木部较易分离。根茎髓中有隔或呈空洞状。质坚硬。气微。味微苦、涩。

品质

以厚薄均匀、坚实、断面色黄者为佳。

性味归经与功能主治

微苦，微寒。归肝、胆、肺经。利湿退黄，清热解毒，散瘀止痛，止咳化痰。用于湿热黄疸，淋浊，带下，风湿痹痛，痈肿疮毒，水火烫伤，经闭，癥瘕，跌打损伤，肺热咳嗽。

052

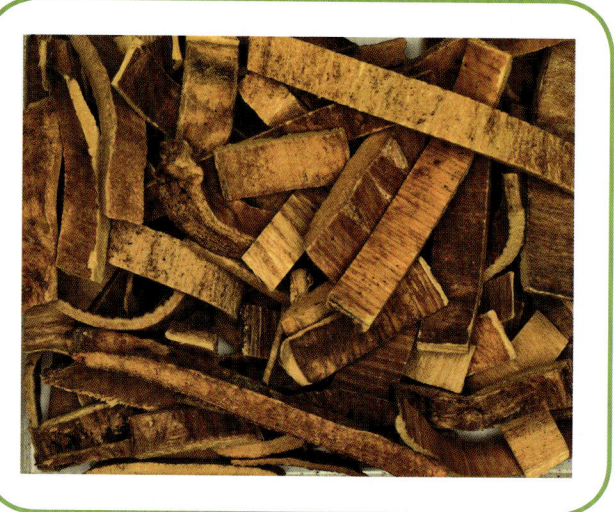

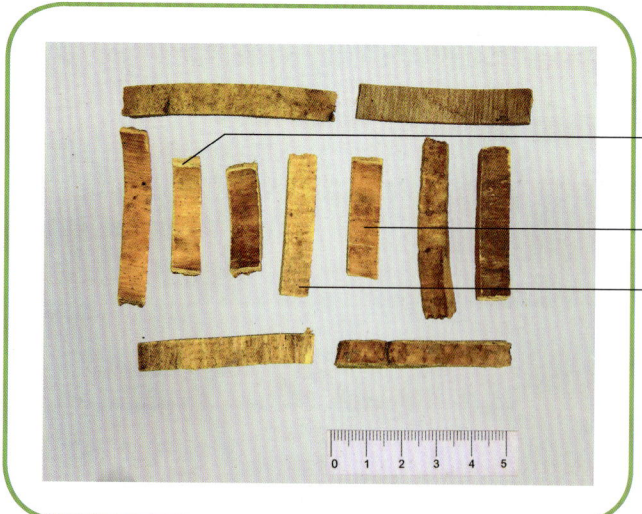

- 切面纤维性，呈裂片状分层
- 内表面暗黄色或淡棕色，具纵棱纹
- 外表面黄褐色或黄棕色

052 黄柏

来源
芸香科植物黄皮树 *Phellodendron chinense* Schneid. 的干燥树皮。

产地
主产于重庆、四川、贵州、陕西、湖北等地。

性状
丝条状。外表面黄褐色或黄棕色。内表面暗黄色或淡棕色,具纵棱纹。切面纤维性,呈裂片状分层,深黄色。体轻,质硬。气微。味极苦。

品质
以皮厚、断面鲜黄、无栓皮者为佳。

性味归经与功能主治
苦,寒。归肾、膀胱经。清热燥湿,泻火除蒸,解毒疗疮。用于湿热泻痢,黄疸尿赤,带下阴痒,热淋涩痛,脚气痿躄,骨蒸劳热,盗汗,遗精,疮疡肿毒,湿疹湿疮。

053

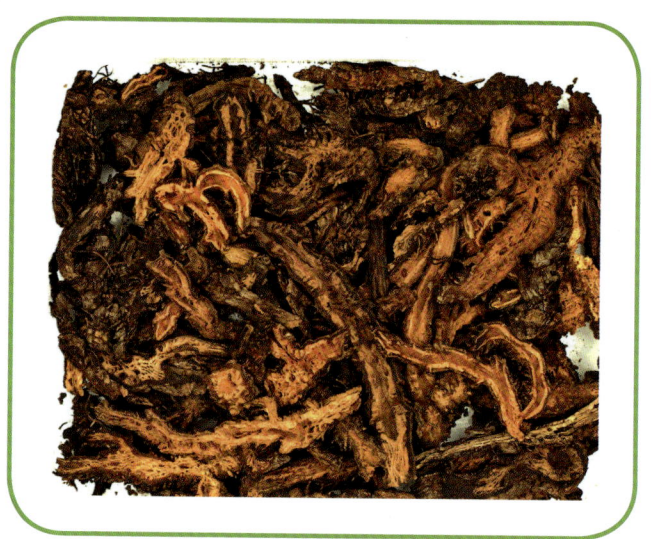

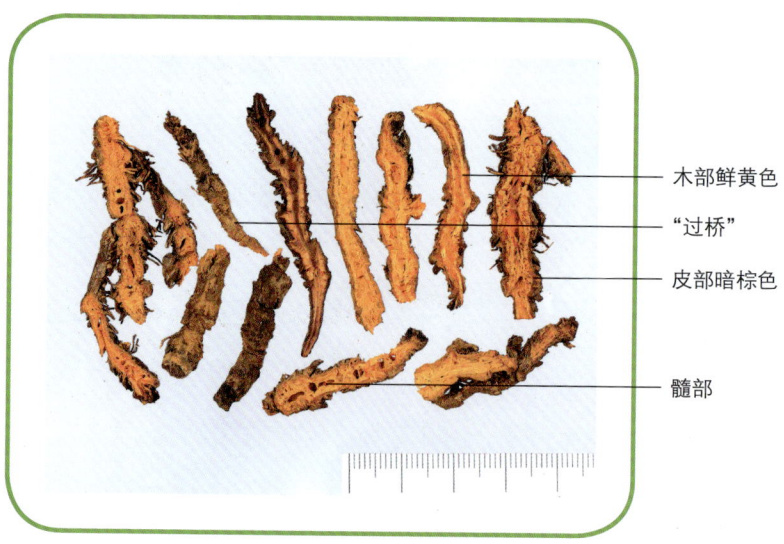

- 木部鲜黄色
- "过桥"
- 皮部暗棕色
- 髓部

053 黄连片

来源
毛茛科植物黄连 *Coptis chinensis* Franch.、三角叶黄连 *Coptis deltoidea* C. Y. Cheng et Hsiao 或云连 *Coptis teeta* Wall. 的干燥根茎。

产地
主产于重庆、四川、湖北、陕西、湖南，以及云南等地。

性状
枝状或不规则薄片。外表皮灰黄色或黄褐色，粗糙，有不规则结节状隆起和细小须根。切面或碎断面皮部橙红色或暗棕色，木部鲜黄色或红黄色，具放射状纹理。质硬。气微。味极苦。

品质
以条粗壮、质坚实、连珠形、无残茎毛须者为佳。

性味归经与功能主治
苦，寒。归心、脾、胃、肝、胆、大肠经。清热燥湿，泻火解毒。用于湿热痞满，呕吐吞酸，泻痢，黄疸，高热神昏，心火亢盛，心烦不寐，心悸不宁，血热吐衄，目赤，牙痛，消渴，痈肿疔疮；外治湿疹，湿疮，耳道流脓。

054

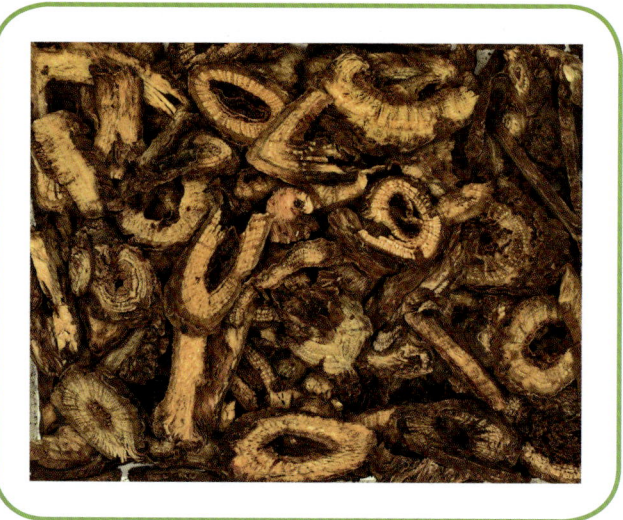

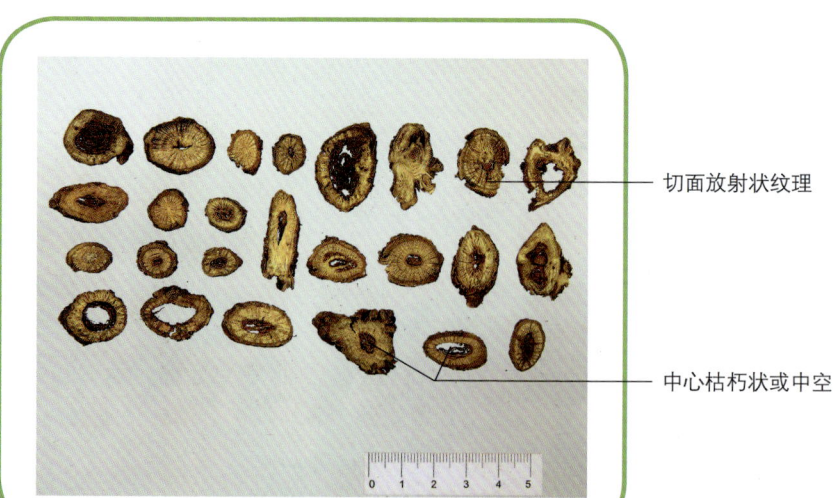

切面放射状纹理

中心枯朽状或中空

054　黄芩片

来源

唇形科植物黄芩 *Scutellaria baicalensis* Georgi 的干燥根。

产地

主产于河北、山西、内蒙古、河南、山东、东北等地。

性状

类圆形或不规则形薄片。外表皮黄棕色或棕褐色。切面黄棕色或黄绿色，具放射状纹理。气微。味苦。

品质

以质坚实、色黄、年限长者为佳。

性味归经与功能主治

苦，寒。归肺、胆、脾、大肠、小肠经。清热燥湿，泻火解毒，止血，安胎。用于湿温、暑湿，胸闷呕恶，湿热痞满，泻痢，黄疸，肺热咳嗽，高热烦渴，血热吐衄，痈肿疮毒，胎动不安。

055

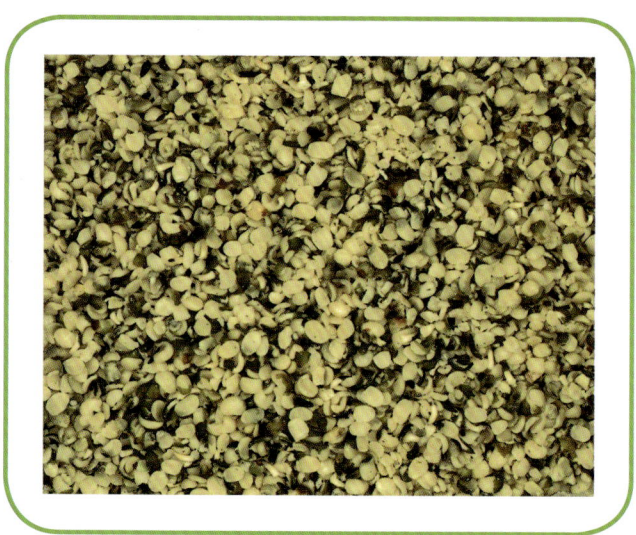

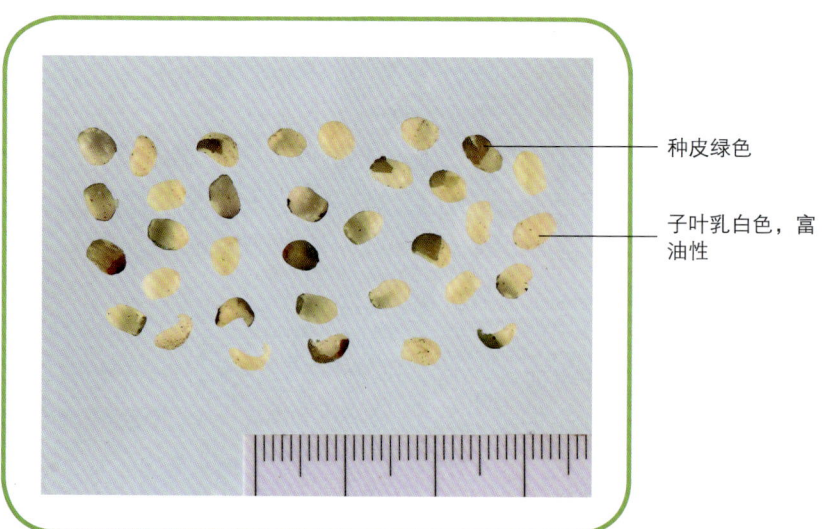

种皮绿色

子叶乳白色,富油性

055　火麻仁

来源
桑科植物大麻 *Cannabis sativa* L. 的干燥成熟果实。

产地
全国各地均有栽培。

性状
卵圆形，长 4～5.5 mm，直径 2.5～4 mm。表面灰绿色或灰黄色，有微细的白色或棕色网纹，两边有棱，顶端略尖，基部有 1 圆形果梗痕。种皮绿色，子叶 2，乳白色。果皮薄而脆，易破碎。子叶富油性。气微。味淡。

品质
以粒饱满、种仁乳白色者为佳。

性味归经与功能主治
甘，平。归脾、胃、大肠经。润肠通便。用于血虚津亏，肠燥便秘。

056

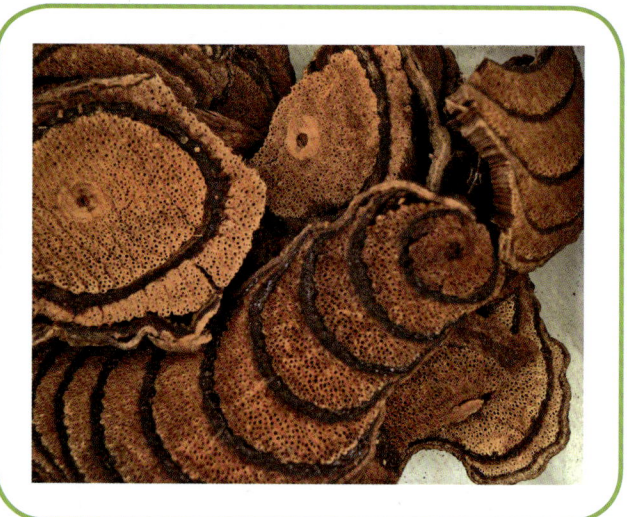

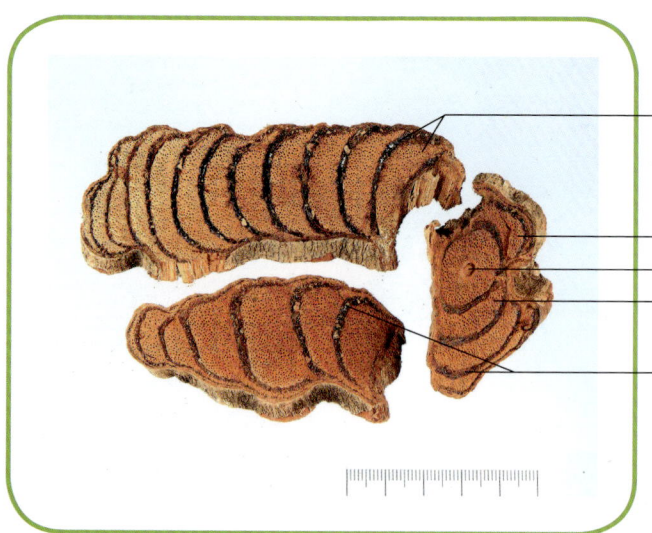

- 与木部相间排列呈数个同心性椭圆形环或偏心性半圆形环
- 切面木部红棕色
- 髓部偏向一侧
- 导管孔
- 韧皮部有树脂状分泌物呈红棕色至黑棕色

056　鸡血藤

来源

豆科植物密花豆 *Spatholobus suberectus* Dunn 的干燥藤茎。

产地

主产于广东、广西、云南等地。

性状

椭圆形、长矩圆形或不规则的斜切片,厚 0.3～1 cm。栓皮灰棕色,有的可见灰白色斑,栓皮脱落处显红棕色。切面木部红棕色或棕色,导管孔多数;韧皮部有树脂状分泌物呈红棕色至黑棕色,与木部相间排列呈数个同心性椭圆形环或偏心性半圆形环;髓部偏向一侧。质坚硬。气微。味涩。

品质

以树脂状分泌物多者为佳。

性味归经与功能主治

苦、甘,温。归肝、肾经。活血补血,调经止痛,舒筋活络。用于月经不调,痛经,经闭,风湿痹痛,麻木瘫痪,血虚萎黄。

057

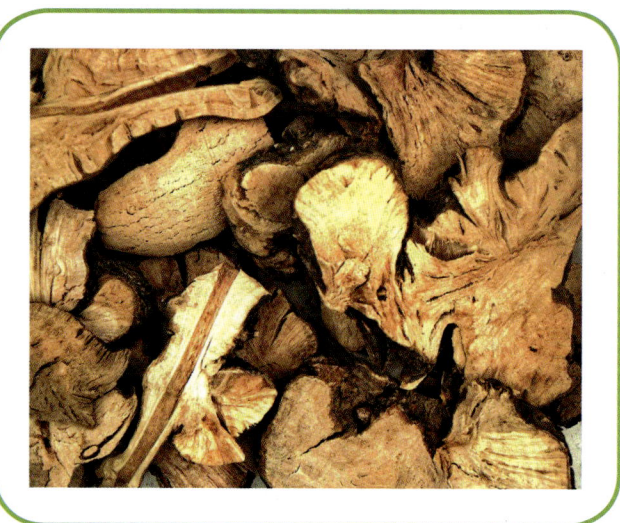

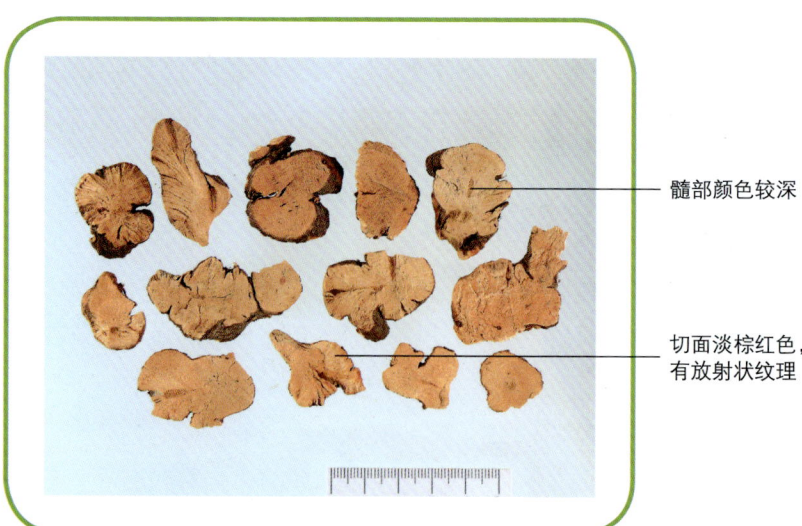

髓部颜色较深

切面淡棕红色，有放射状纹理

057　金荞麦

来源

蓼科植物金荞麦 *Fagopyrum dibotrys* (D. Don) Hara 的干燥根茎。

产地

主产于云南、贵州、四川、湖北等地。

性状

不规则的厚片。外表皮棕褐色，或有时脱落。切面淡黄白色或淡棕红色，有放射状纹理，有的可见髓部，颜色较深。质坚硬。气微。味微涩。

品质

以厚薄均匀、质坚实者为佳。

性味归经与功能主治

微辛、涩，凉。归肺经。清热解毒，排脓祛瘀。用于肺痈吐脓，肺热喘咳，乳蛾肿痛。

058

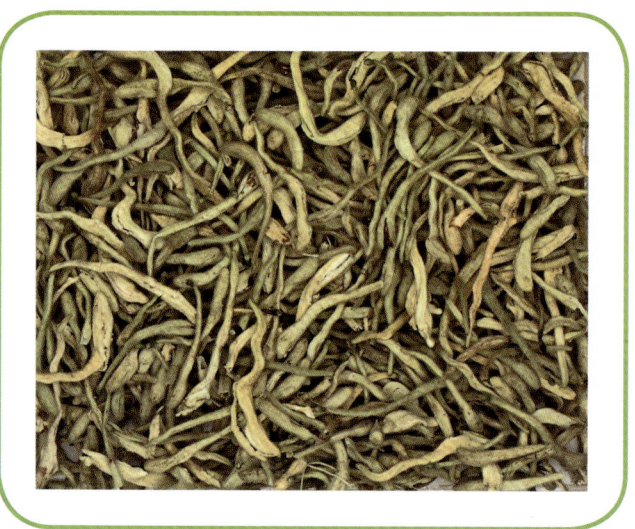

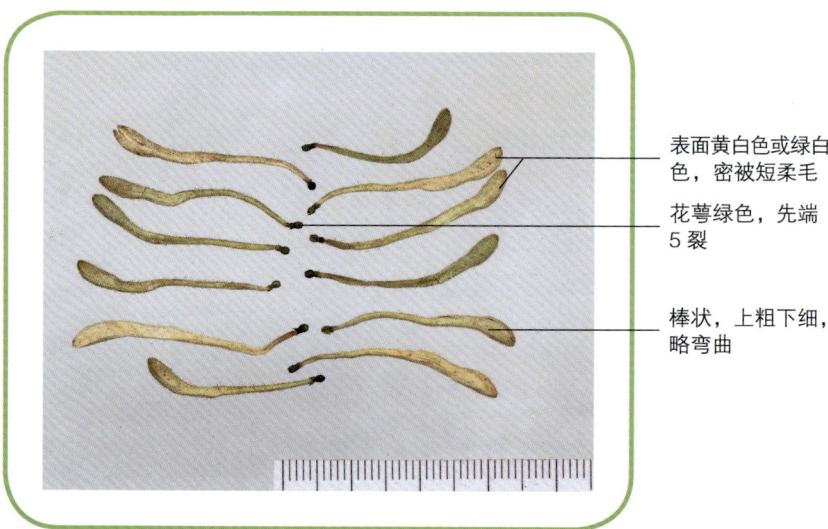

表面黄白色或绿白色，密被短柔毛

花萼绿色，先端5裂

棒状，上粗下细，略弯曲

058　金银花

来源

忍冬科植物忍冬 *Lonicera japonica* Thunb. 的干燥花蕾或带初开的花。

产地

主产于河南、山东、河北等地。

性状

棒状,上粗下细,略弯曲,长 2～3 cm。表面黄白色或绿白色,密被短柔毛。偶见叶状苞片。花萼绿色,先端 5 裂,裂片有毛,长约 2 mm。开放者花冠筒状,先端二唇形;雄蕊 5,附于筒壁,黄色;雌蕊 1,子房无毛。质脆,稍软。气清香。味淡、微苦。

品质

以花蕾多、色绿白、气清香者为佳。

性味归经与功能主治

甘,寒。归肺、心、胃经。清热解毒,疏散风热。用于痈肿疔疮,喉痹,丹毒,热毒血痢,风热感冒,温病发热。

059

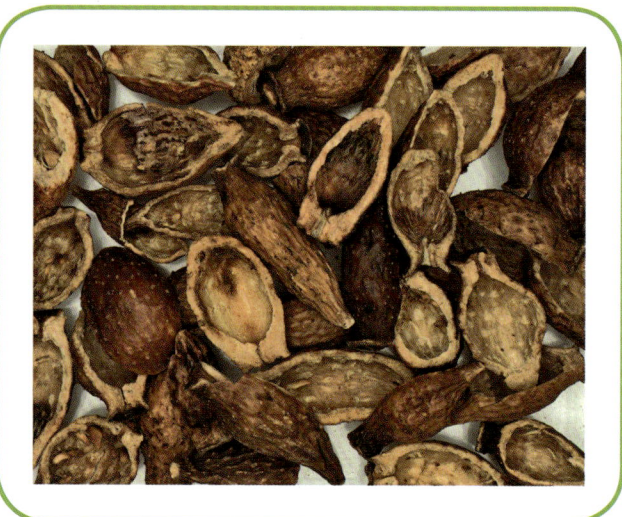

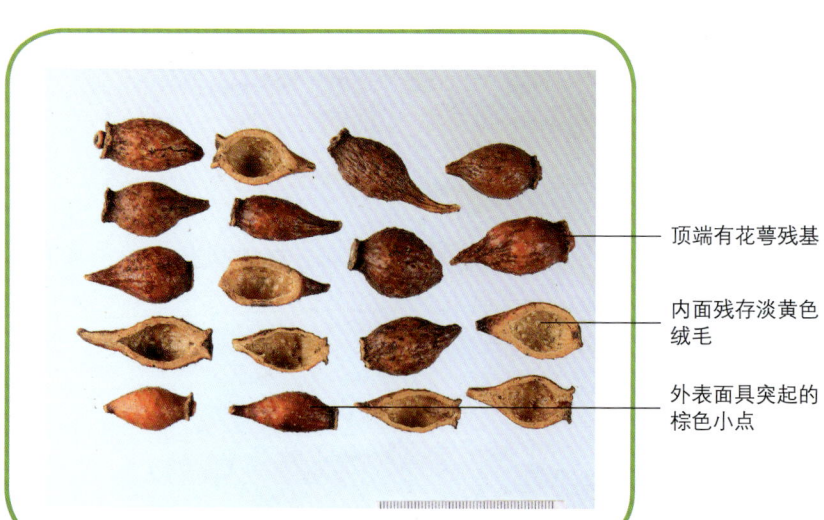

顶端有花萼残基

内面残存淡黄色绒毛

外表面具突起的棕色小点

059　金樱子肉

来源
蔷薇科植物金樱子 *Rosa laevigata* Michx. 的干燥成熟果实。

产地
主产于江苏、浙江、湖北、安徽、福建、湖南、广东、广西，以及河南、四川、贵州等地。

性状
倒卵形纵剖瓣。表面红黄色或红棕色，有突起的棕色小点。顶端有花萼残基，下部渐尖。花托壁厚 1～2 mm，内面淡黄色，残存淡黄色绒毛。质硬。气微。味甘、微涩。

品质
以个大、色红黄、无毛刺者为佳。

性味归经与功能主治
酸、甘、涩，平。归肾、膀胱、大肠经。固精缩尿，固崩止带，涩肠止泻。用于遗精滑精，遗尿尿频，崩漏带下，久泻久痢。

060

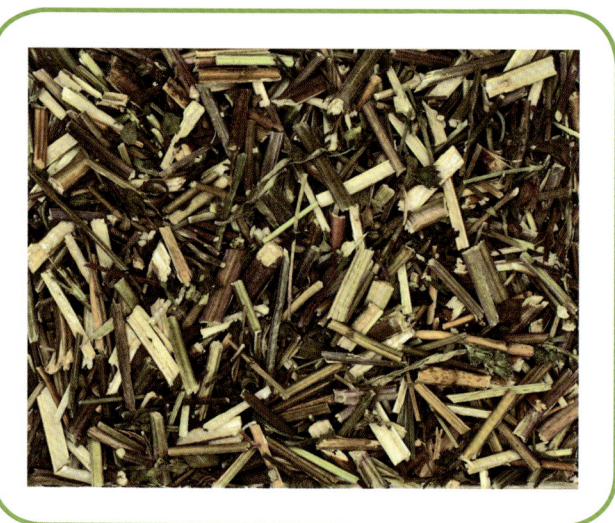

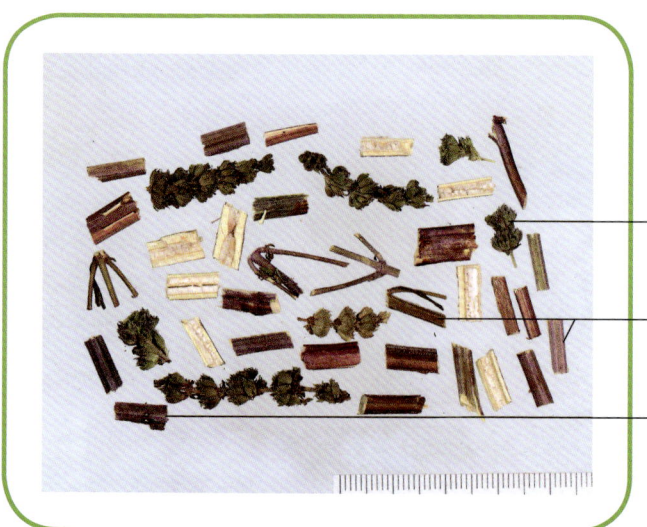

穗状轮伞花序

表面淡黄绿色或淡紫红色，被短柔毛

茎方柱形

060 荆芥

来源
唇形科植物荆芥 *Schizonepeta tenuifolia* Briq. 的干燥地上部分。

产地
主产于河北、江苏、浙江、江西,以及湖南、湖北等地。

性状
不规则的段。茎方柱形,叶多已脱落。表面淡黄绿色或淡紫红色,被短柔毛。切面类白色。叶多已脱落。穗状轮伞花序。质脆。气芳香。味微涩而辛凉。

品质
以茎细、色淡黄绿、穗长而密、香气浓者为佳。

性味归经与功能主治
辛,微温。归肺、肝经。解表散风,透疹,消疮。用于感冒,头痛,麻疹,风疹,疮疡初起。

061

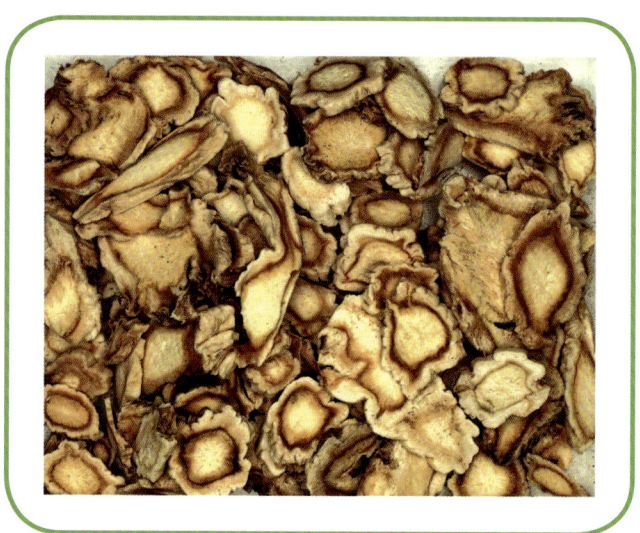

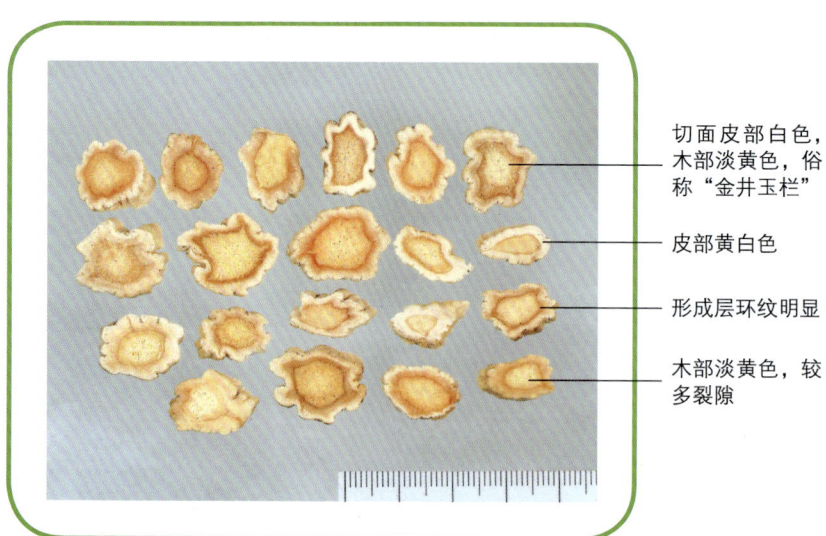

- 切面皮部白色，木部淡黄色，俗称"金井玉栏"
- 皮部黄白色
- 形成层环纹明显
- 木部淡黄色，较多裂隙

061　桔梗

来源
桔梗科植物桔梗 *Platycodon grandiflorum* (Jacq.) A. DC. 的干燥根。

产地
主产于安徽、河北、山东、内蒙古、浙江、江苏等地。

性状
椭圆形或不规则厚片。外表皮淡黄白色至黄色，不去外皮者黄棕色至灰棕色。切面皮部类白色，较窄；形成层环纹明显，棕色；木部宽，淡黄色，有较多裂隙。质硬脆。气微。味微甜后苦。

品质
以片均匀、质坚实、色黄白、味苦者为佳。

性味归经与功能主治
苦、辛，平。归肺经。宣肺，利咽，祛痰，排脓。用于咳嗽痰多，胸闷不畅，咽痛音哑，肺痈吐脓。

062

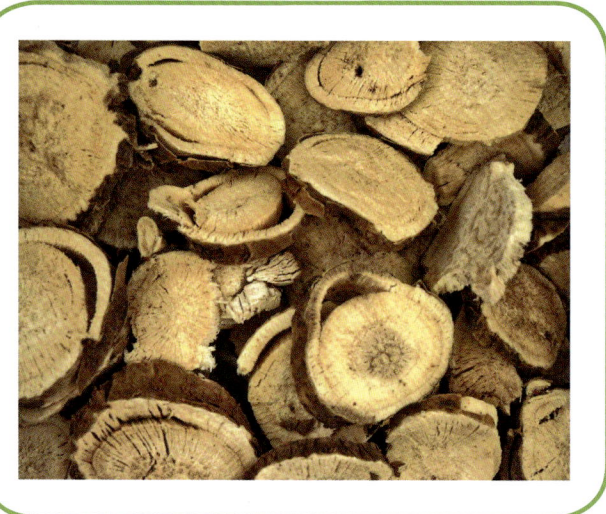

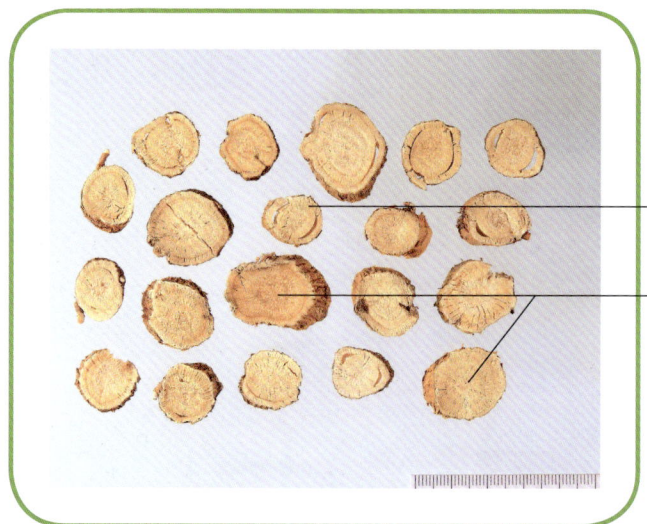

切面具放射状纹理和裂隙

切面具异型维管束呈同心性环列或不规则散在

062 苦参

来源
豆科植物苦参 *Sophora flavescens* Ait. 的干燥根。

产地
全国大部分地区均产。

性状
类圆形或不规则形的厚片。外表皮灰棕色或棕黄色,有时可见横长皮孔样突起,外皮薄,常破裂反卷或脱落,脱落处显黄色或棕黄色,光滑。切面黄白色,纤维性,具放射状纹理和裂隙,有的可见同心性环纹。质硬。气微。味极苦。

品质
以片匀、粗壮、断面色黄白者为佳。

性味归经与功能主治
苦,寒。归心、肝、胃、大肠、膀胱经。清热燥湿,杀虫,利尿。用于热痢,便血,黄疸尿闭,赤白带下,阴肿阴痒,湿疹,湿疮,皮肤瘙痒,疥癣麻风,外治滴虫性阴道炎。

063

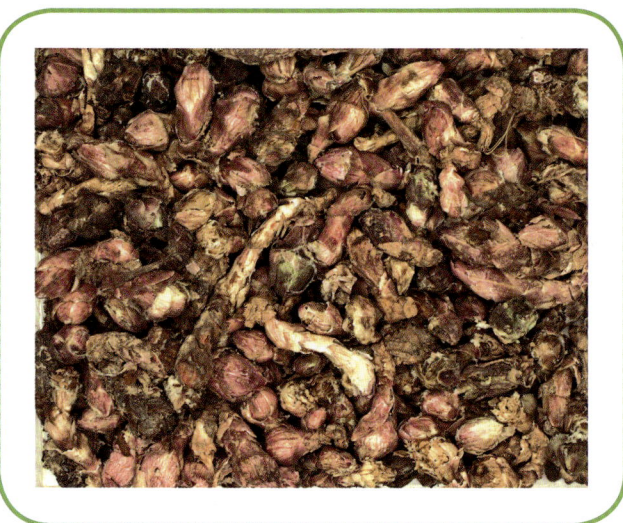

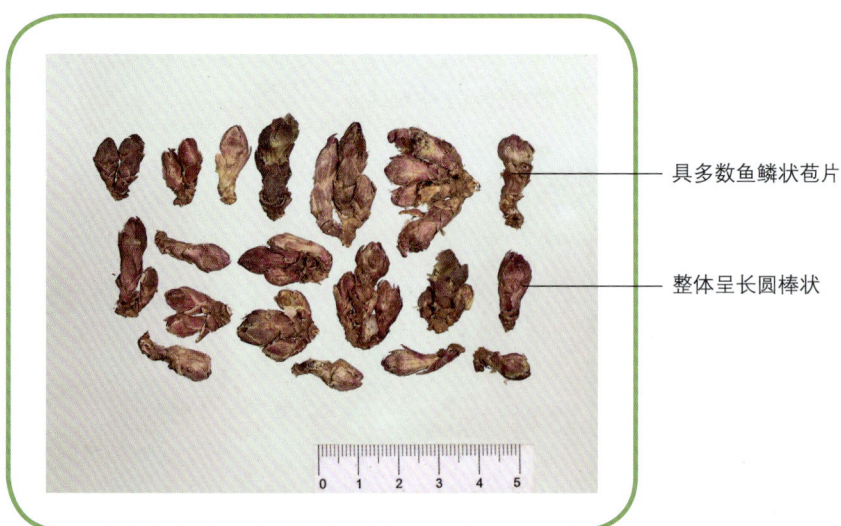

具多数鱼鳞状苞片

整体呈长圆棒状

063 款冬花

来源

菊科植物款冬 *Tussilago farfara* L. 的干燥花蕾。

产地

主产于甘肃、河南、陕西，以及宁夏、内蒙古等地。

性状

长圆棒状，上端较粗，下端渐细或带有短梗，单生或2～3个基部连生。外面被有多数鱼鳞状苞片。苞片外表面紫红色或淡红色，内表面密被白色絮状茸毛。撕开后可见白色茸毛。体轻。气香。味微苦而辛。

品质

以无土，身干，朵大饱满，色泽鲜艳紫红，无花梗者佳。

性味归经与功能主治

辛、微苦，温。归肺经。润肺下气，止咳化痰。用于新久咳嗽，喘咳痰多，劳嗽咳血。

064

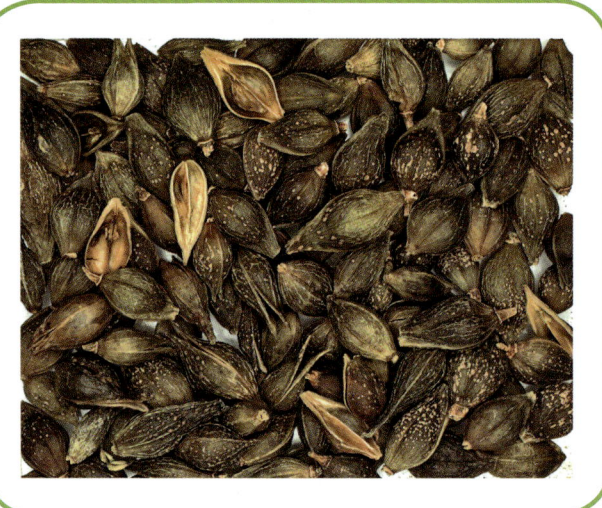

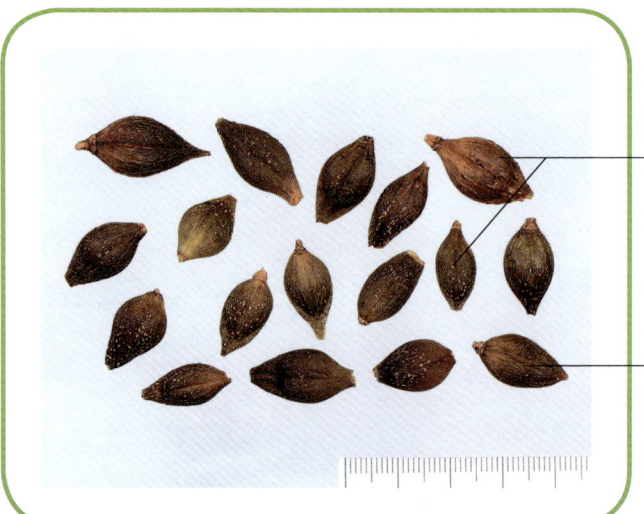

表面有不规则的纵皱纹和多数突起的小斑点

两面各有1条明显的纵沟

064 连翘

来源

木犀科植物连翘 *Forsythia suspensa* (Thunb.) Vahl 干燥果实。

产地

主产于山西、河南、陕西等地。

性状

长卵形至卵形,稍扁,长 1.5～2.5 cm,直径 0.5～1.3 cm。表面有不规则的纵皱纹及多数凸起的小斑点,两面各有一条明显的纵沟。顶端锐尖,基部有小果柄或已脱落。青翘多不开裂,表面绿褐色,突起的灰白色小斑点较少;质硬;种子多数,黄绿色,细长,一侧有翅。老翘自顶端开裂或裂成两瓣,表面黄棕色或红棕色,内表面多为浅黄棕色,平滑,具一纵隔;质脆;种子棕色,多已脱落。气微香。味苦。

品质

青翘以干燥、色黑绿不裂口者为佳,老翘以色棕黄、壳厚、显光泽者为佳。

性味归经与功能主治

苦,微寒。归肺、心、小肠经。清热解毒,消肿散结,疏散风热。用于痈疽,瘰疬,乳痈,丹毒,风热感冒,温病初起,温热入营,高热烦渴,神昏发斑,热淋涩痛。

065

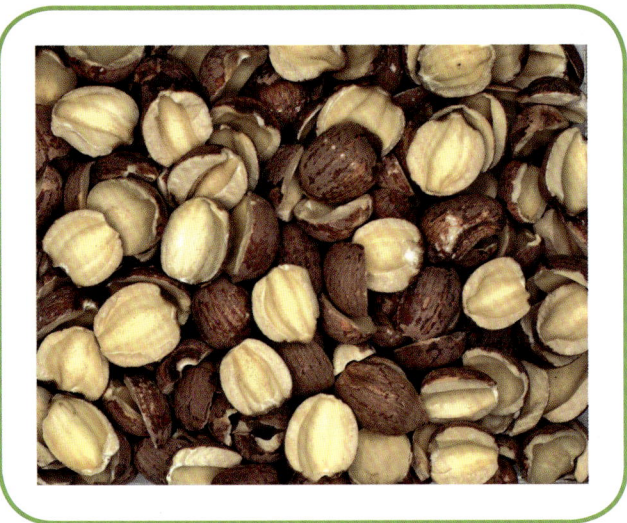

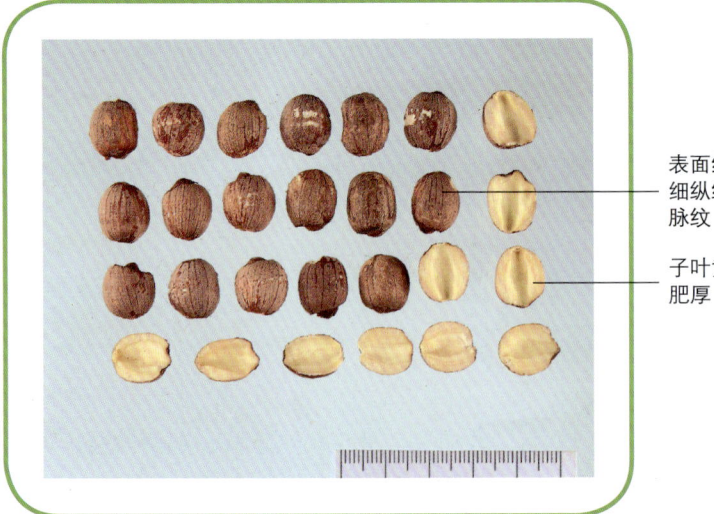

表面红棕色,有细纵纹和较宽的脉纹

子叶黄白色,肥厚

065 莲子

来源
睡莲科植物莲 *Nelumbo nucifera* Gaertn. 的干燥成熟种子。

产地
主产于湖南、湖北、福建、浙江、安徽、江西、江苏、山东等地。

性状
半椭圆形，中心有凹窝。表面浅黄棕色至红棕色，有细纵纹和较宽的脉纹。内表面白色。质硬。气微。味甘、微涩。

品质
以个大、饱满者为佳。

性味归经与功能主治
甘、涩，平。归脾、肾、心经。补脾止泻，止带，益肾涩精，养心安神。用于脾虚泄泻，带下，遗精，心悸失眠。

066

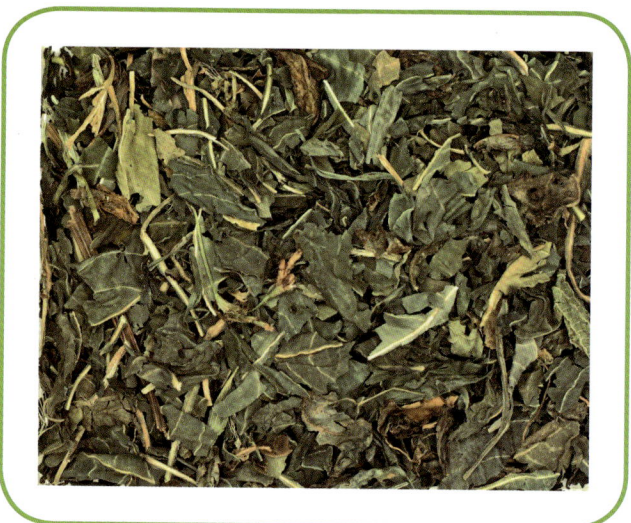

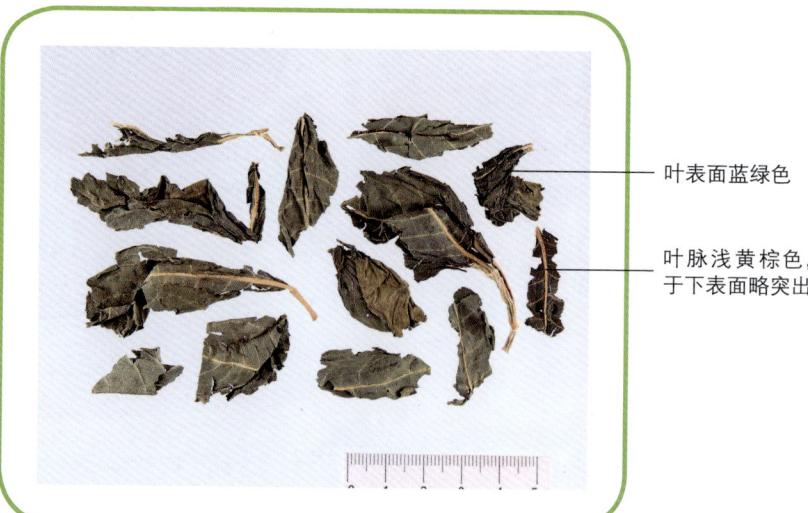

叶表面蓝绿色

叶脉浅黄棕色，于下表面略突出

066　蓼大青叶

来源
蓼科植物蓼蓝 *Polygonum tinctorium* Ait. 的干燥叶。

产地
主产于河北、山东、山西、辽宁、黑龙江等地。

性状
不规则的段或碎片。表面蓝绿色或黑蓝色，全缘。叶脉浅黄棕色，于下表面略突起。叶柄扁平，偶带膜质托叶鞘。质脆。气微。味微涩而稍苦。

品质
以叶厚、色蓝绿者为佳。

性味归经与功能主治
苦，寒。归心、胃经。清热解毒，凉血消斑。用于温病发热，发斑发疹，肺热咳喘，喉痹，痄腮，丹毒，痈肿。

067

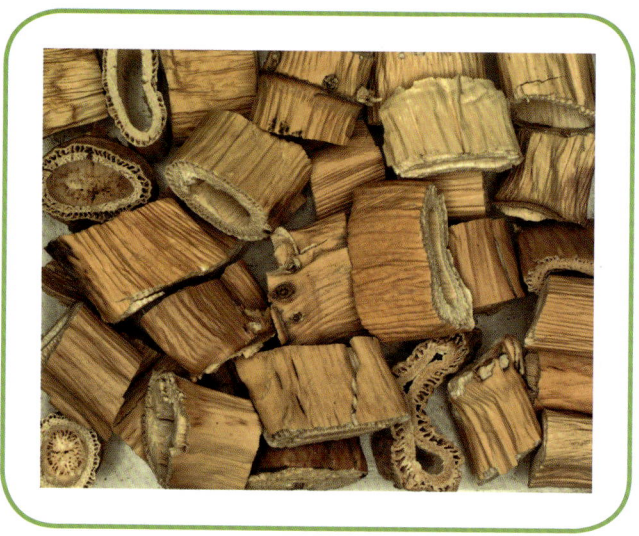

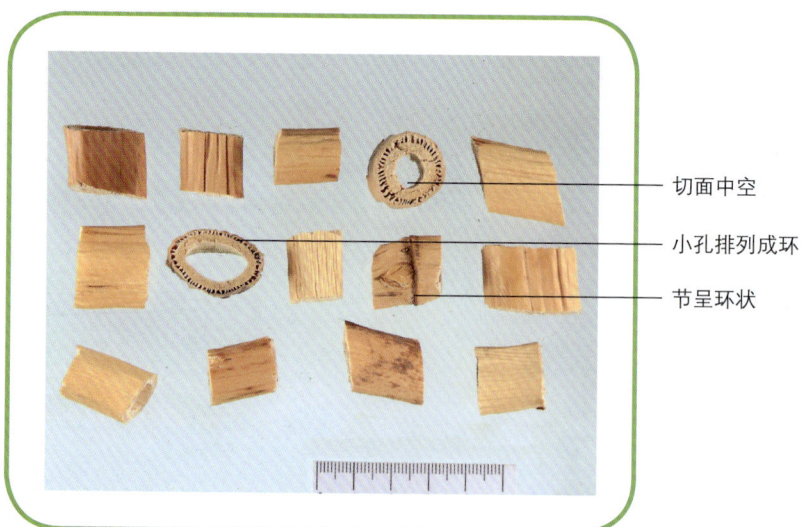

切面中空
小孔排列成环
节呈环状

067　芦根

来源

禾本科植物芦苇 *Phragmites communis* Trin. 的新鲜或干燥根茎。

产地

全国各地均有分布。

性状

圆柱形段。表面黄白色，有光泽，节呈环状。切面黄白色，中空，有小孔排列成环。体轻，质韧，不易折断。气微。味甘。

品质

以条粗、色黄白、有光泽者为佳。

性味归经与功能主治

甘，寒。归肺、胃经。清热泻火，生津止渴，除烦，止呕，利尿。用于热病烦渴，肺热咳嗽，肺痈吐脓，胃热呕哕，热淋涩痛。

068

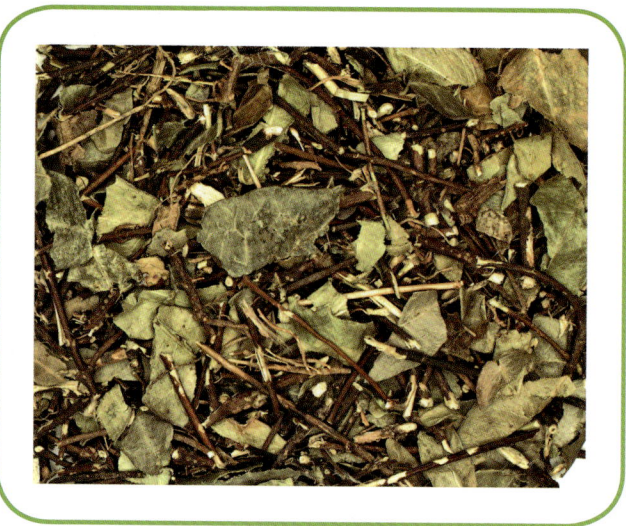

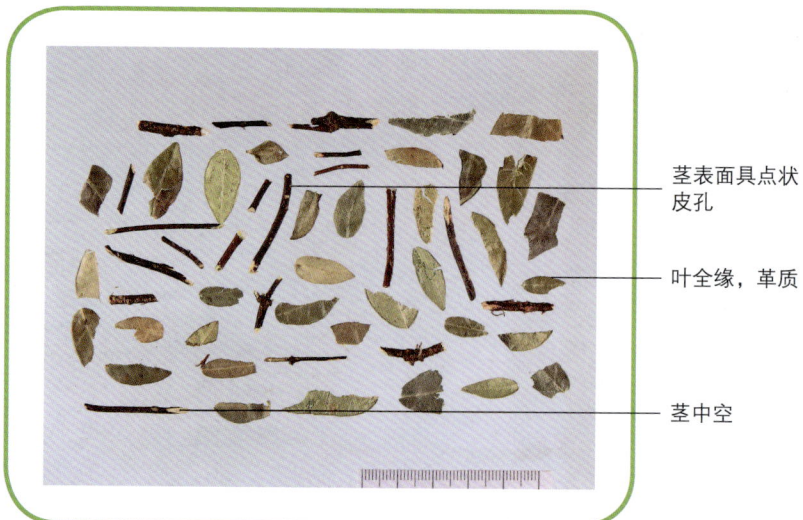

茎表面具点状皮孔

叶全缘，革质

茎中空

068 络石藤

来源

夹竹桃科植物络石 *Trachelospermum jasminoides* (Lindl.) Lem. 的干燥带叶藤茎。

产地

主产于江苏、安徽、湖北,以及广东、广西、四川等地。

性状

不规则的段。茎圆柱形,叶全缘。茎表面红褐色,有点状皮孔。切面黄白色,中空。叶上表面暗绿色或棕绿色,下表面较浅。茎质地硬脆,叶革质。气微。味微苦。

品质

以叶多、色绿者为佳。

性味归经与功能主治

苦,微寒。归心、肝、肾经。祛风通络,凉血消肿。用于风湿热痹,筋脉拘挛,腰膝酸痛,喉痹,痈肿,跌扑损伤。

069

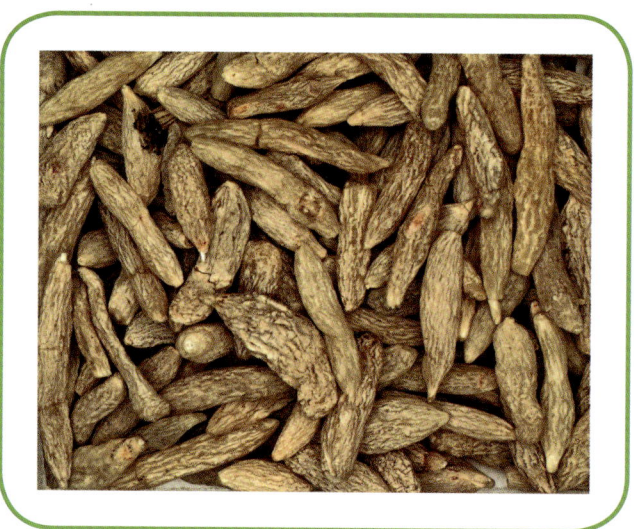

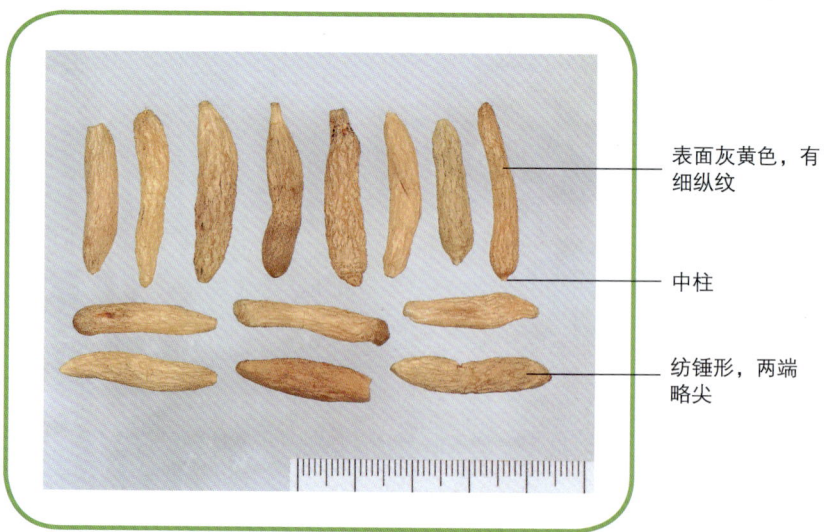

- 表面灰黄色，有细纵纹
- 中柱
- 纺锤形，两端略尖

069 麦冬

来源

百合科植物麦冬 *Ophiopogon japonicus* (L. f) Ker-Gawl. 的干燥块根。

产地

主产于浙江、四川等地。

性状

纺锤形,两端略尖,长 1.5～3 cm,直径 0.3～0.6 cm。表面黄白色或淡黄色,有细纵纹。断面黄白色,半透明,中柱细小。质柔韧。气微香。味甘、微苦。

品质

以身干、个肥大、黄白色、半透明、质柔、有香气、嚼之发黏者为佳。

性味归经与功能主治

甘、微苦,微寒。归心、肺、胃经。养阴生津,润肺清心。用于肺燥干咳,阴虚痨嗽,喉痹咽痛,津伤口渴,内热消渴,心烦失眠,肠燥便秘。

070

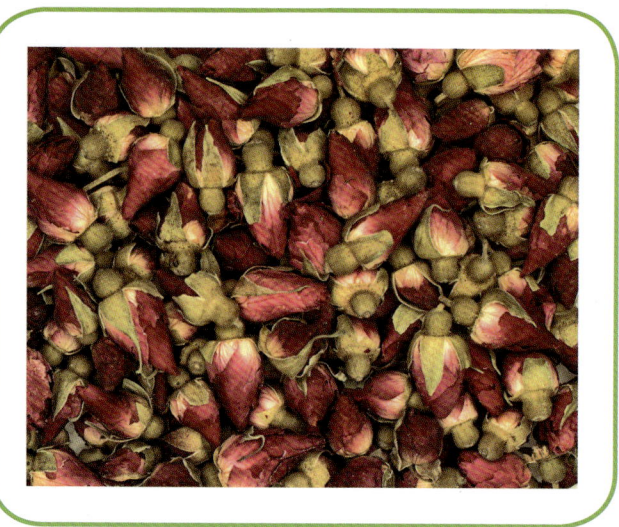

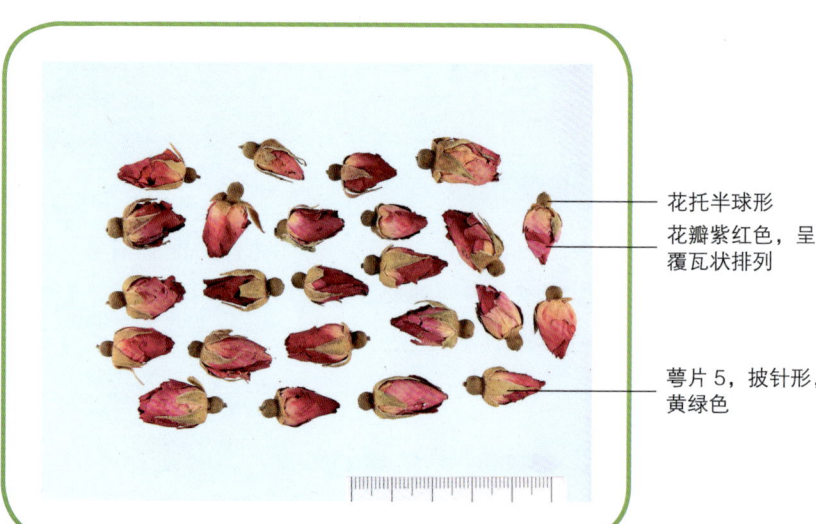

- 花托半球形
- 花瓣紫红色，呈覆瓦状排列
- 萼片5，披针形，黄绿色

070 玫瑰花

来源

蔷薇科植物玫瑰 *Rosa rugosa* Thunb. 的干燥花蕾。

产地

主产于浙江、江苏、山东,以及甘肃、河南、浙江等地。

性状

略呈半球形或不规则团状,直径 0.7~1.5 cm。残留花梗上被细柔毛,花托半球形,与花萼基部合生;萼片 5,披针形,黄绿色或棕绿色,被有细柔毛;花瓣多皱缩,展平后宽卵形,呈覆瓦状排列,紫红色,有的黄棕色;雄蕊多数,黄褐色;花柱多数,柱头在花托口集成头状,略突出,短于雄蕊。体轻,质脆。气芳香浓郁。味微苦涩。

品质

以朵大、完整、色紫红、香气浓者为佳。

性味归经与功能主治

甘、微苦,温。归肝、脾经。行气解郁,和血,止痛。用于肝胃气痛,食少呕恶,月经不调,跌扑伤痛。

071

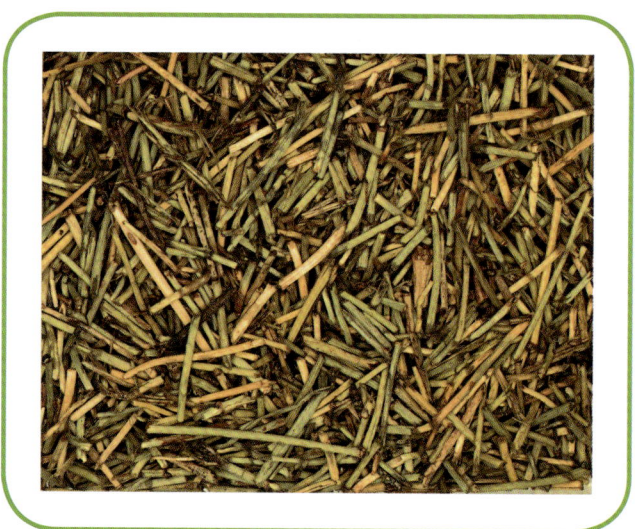

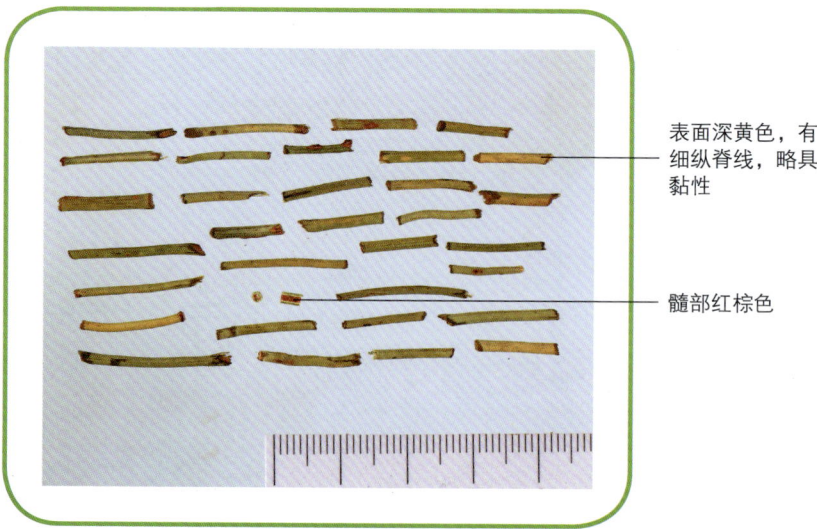

表面深黄色,有细纵脊线,略具黏性

髓部红棕色

071 蜜麻黄

来源

麻黄科植物草麻黄 *Ephedra sinica* Stapf、中麻黄 *Ephedra intermedia* Schrenk et C. A. Mey. 或木贼麻黄 *Ephedra equisetina* Bge. 干燥草质茎的蜜炙炮炙品。

产地

草麻黄主产于河北、山西、新疆、内蒙古等地。中麻黄主产于甘肃、青海、内蒙古、新疆等地。木贼麻黄主产于河北、山西、甘肃、陕西、内蒙古、宁夏、新疆等地。

性状

圆柱形中段。表面深黄色，微有光泽，略具黏性，有细纵脊线，节上有细小鳞叶。切面略呈纤维状，周边绿黄色，髓部红棕色。有蜜香气。味甜。体轻，质脆。

品质

以色淡绿、内心色红棕、手拉不脱节、味苦涩者为佳。

性味归经与功能主治

辛、微苦，温。归肺、膀胱经。发汗散寒，宣肺平喘，利水消肿。用于风寒感冒，胸闷喘咳，风水浮肿。蜜麻黄润肺止咳。多用于表证已解，气喘咳嗽。

072

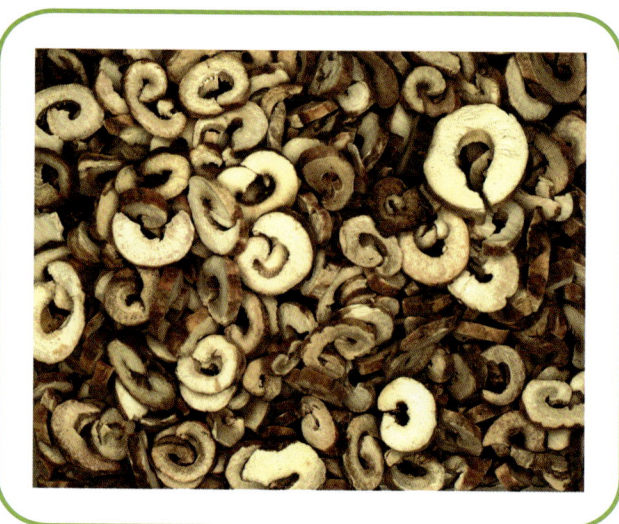

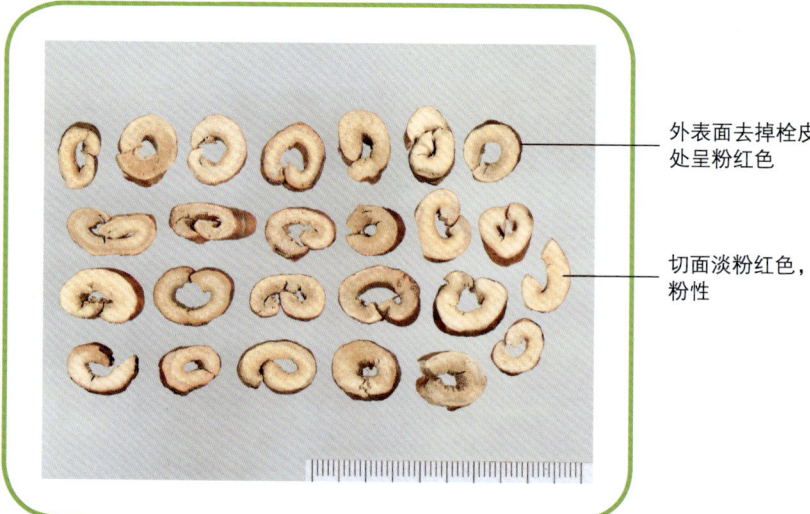

外表面去掉栓皮处呈粉红色

切面淡粉红色，粉性

072 牡丹皮

来源
毛茛科植物牡丹 *Paeonia suffruticosa* Andr. 的干燥根皮。

产地
主产于安徽、四川、重庆、山东、河南、湖南、陕西等地。

性状
近半圆弧形薄片。外表面粉红色。内表面淡灰黄色或浅棕色,有明显的细纵纹,常见发亮的结晶。切面较平坦,粉白色或淡粉红色,粉性。质硬而脆,易折断。气芳香。味微苦而涩。

品质
以条粗、皮厚、断面色白、粉性足、香气浓者为佳。

性味归经与功能主治
苦、辛,微寒。归心、肝、肾经。清热凉血,活血化瘀。用于热入营血,温毒发斑,吐血衄血,夜热早凉,无汗骨蒸,经闭痛经,跌扑伤痛,痈肿疮毒。

073

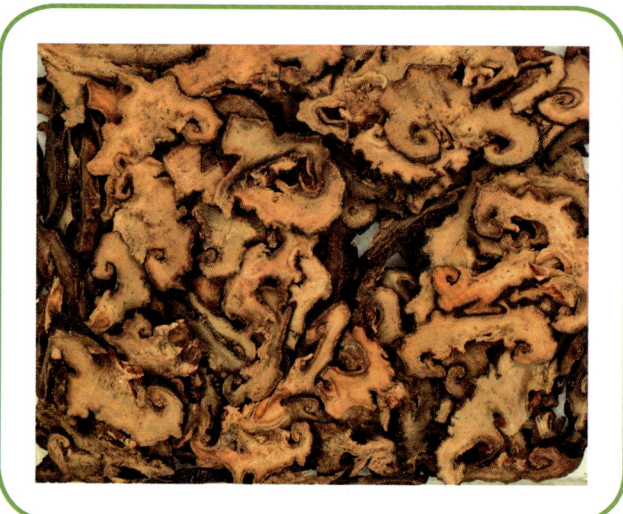

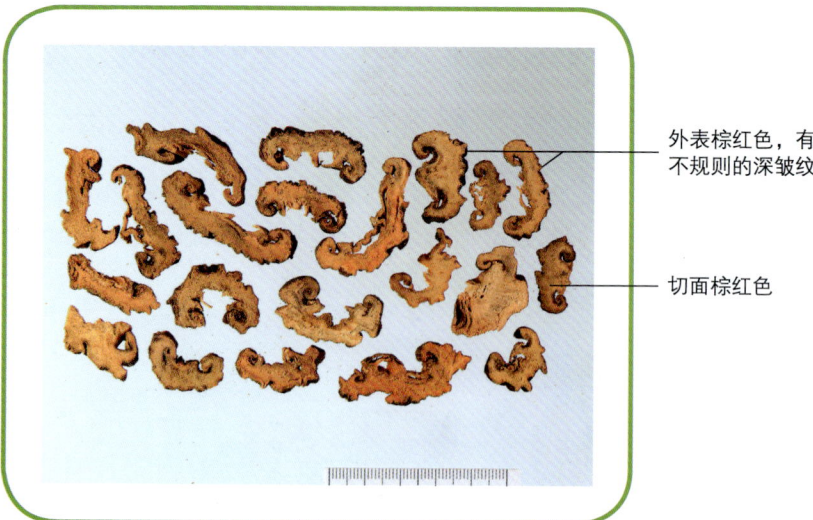

外表棕红色，有不规则的深皱纹

切面棕红色

073　木瓜

来源

蔷薇科植物贴梗海棠 *Chaenomeles speciosa* (Sweet) Nakai 的干燥近成熟果实。

产地

主产于安徽、湖北、浙江、四川、湖南，以及云南、贵州等地。

性状

类月牙形或不规则片。周边紫红色或棕红色，有不规则的深皱纹。切面棕红色。质坚硬。气微清香。味酸。

品质

以外皮皱缩、质坚实、味酸者为佳。

性味归经与功能主治

酸，温。归肝、脾经。舒筋活络，和胃化湿。用于湿痹拘挛，腰膝关节酸重疼痛，暑湿吐泻，转筋挛痛，脚气水肿。

074

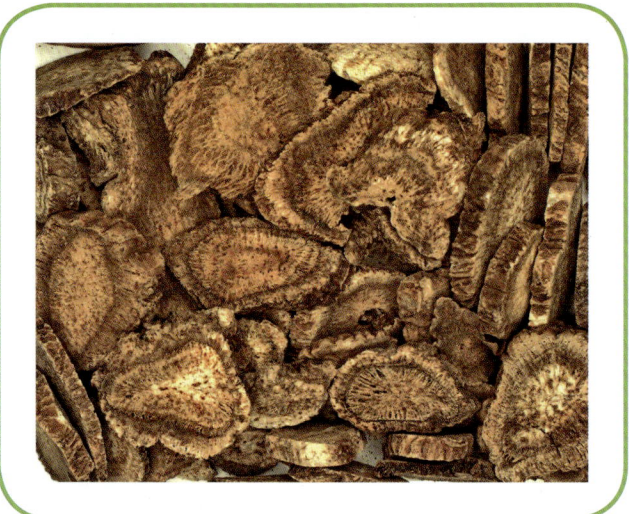

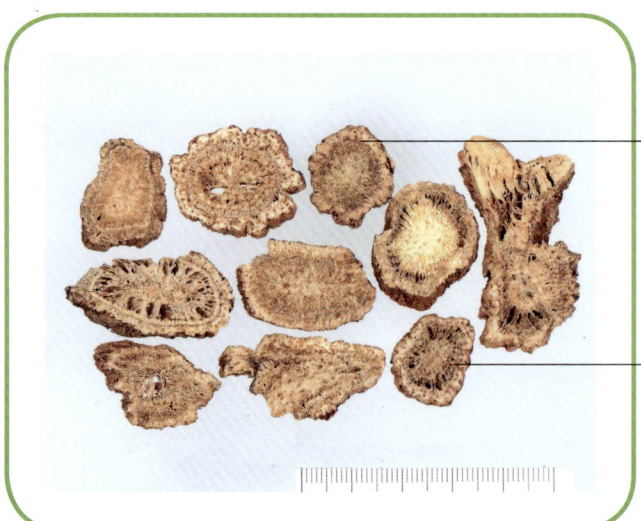

形成层环棕色

切面具放射状纹理及散在的褐色点状油室

074　木香

来源

菊科植物木香 *Aucklandia lappa* Decne. 的干燥根。

产地

主产于云南等地。

性状

类圆形或不规则的厚片。外表皮黄棕色至灰褐色，有纵皱纹。切面棕黄色至棕褐色，中部有明显菊花心状的放射纹理，形成层环棕色，褐色油点（油室）散在。质硬脆。气香特异。味微苦。

品质

以身干、质坚实、色黄白、香气浓者为佳。

性味归经与功能主治

辛、苦，温。归脾、胃、大肠、三焦、胆经。行气止痛，健脾消食。用于胸胁、脘腹胀痛，泻痢后重，食积不消，不思饮食。

075

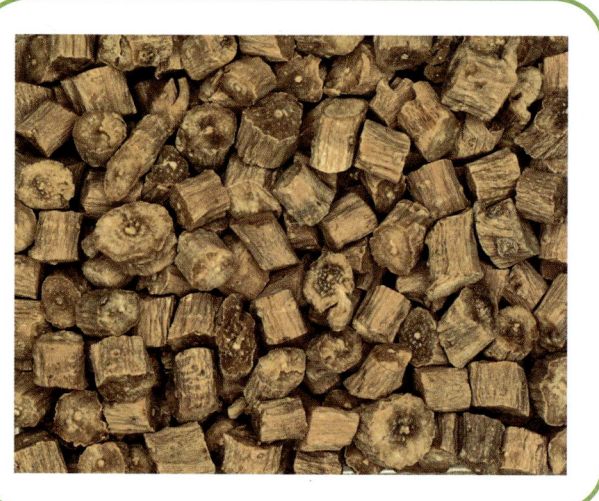

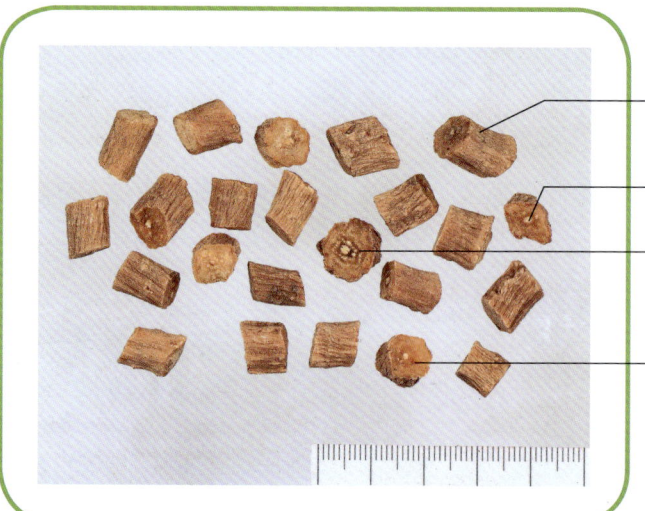

- 表面淡棕色，有微扭曲的细纵皱纹
- 中心维管束木质部较大，黄白色
- 多数黄白色点状维管束，断续排列成 2~4 轮
- 淡棕色，略呈角质样而油润

075 牛膝

来源
苋科植物牛膝 *Achyranthes bidentata* Bl. 的干燥根。

产地
主产于河南等地。

性状
圆柱形中段。外表皮灰黄色或淡棕色,有细皱纹及横长皮孔。切面淡棕色,略呈角质样,中心黄白色,其外周散有多数筋脉点维管束,断续排列成 2~4 轮。质硬。气微。味微甜而稍苦涩。

品质
以条粗壮,皮细,色灰黄,味甜者为优。

性味归经与功能主治
苦、甘、酸,平。归肝、肾经。逐瘀通经,补肝肾,强筋骨,利尿通淋,引血下行。用于经闭,痛经,腰膝酸痛,筋骨无力,淋证,水肿,头痛,眩晕,牙痛,口疮,吐血,衄血。

076

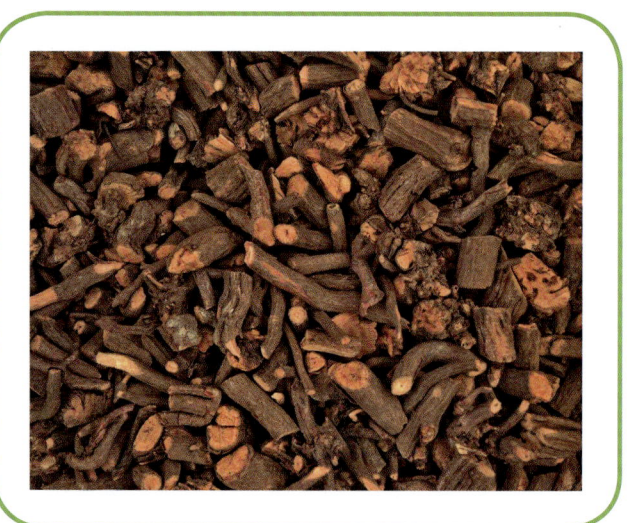

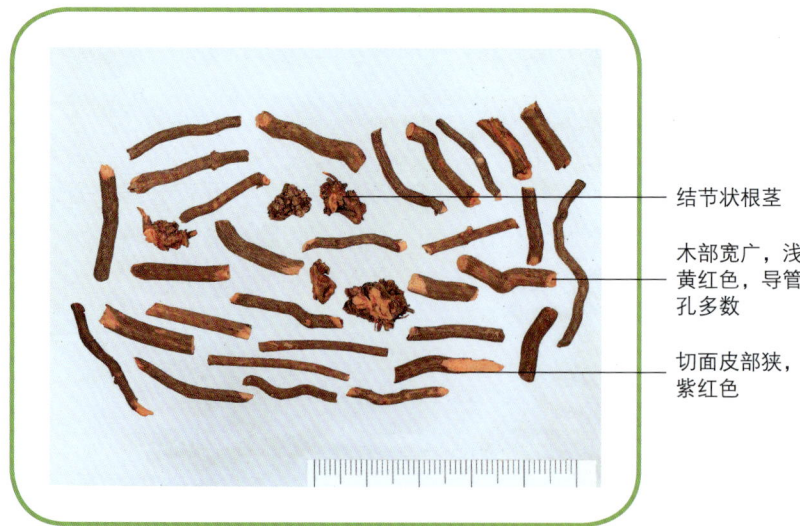

结节状根茎

木部宽广，浅黄红色，导管孔多数

切面皮部狭，紫红色

076 茜草

来源

茜草科植物茜草 *Rubia cordifolia* L. 的干燥根和根茎。

产地

主产于陕西、河南、安徽、河北、山东,以及湖北、江苏、浙江等地。

性状

不规则的厚片或圆柱形小段。外表皮红棕色或暗棕色,切面黄红色,导管孔多数。质脆。气微。味微苦,久嚼刺舌。

品质

以条粗长、外皮色红棕、断面色黄红者为佳。

性味归经与功能主治

苦,寒。归肝经。凉血,祛瘀,止血,通经。用于吐血,衄血,崩漏,外伤出血,瘀阻经闭,关节痹痛,跌扑肿痛。

077

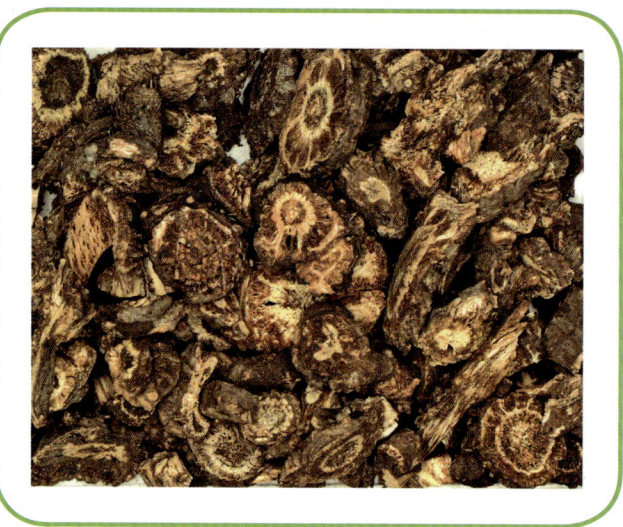

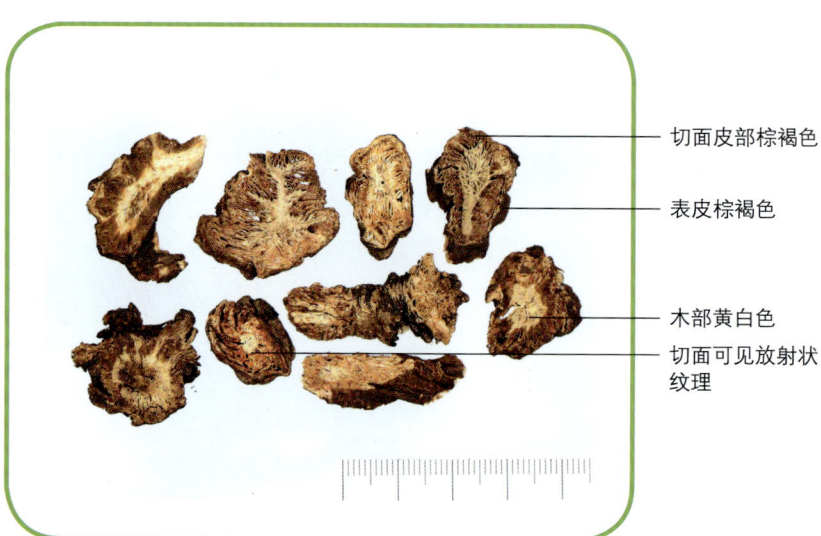

切面皮部棕褐色

表皮棕褐色

木部黄白色

切面可见放射状纹理

077 羌活

来源

伞形科植物羌活 *Notopterygium incisum* Ting ex H. T. Chang 或宽叶羌活 *Notopterygium franchetii* H. de Boiss. 的干燥根茎和根。

产地

主产于四川、甘肃、青海等地。

性状

类圆形、不规则形横切或斜切片。外表皮棕褐色至黑褐色,切面外侧棕褐色,木部黄白色,有的可见放射状纹理。体轻,质脆。气香。味微苦而辛。

品质

以条粗长、表面棕褐色、有环节、断面紧密、油点多、气味纯正者为佳。

性味归经与功能主治

辛、苦,温。归膀胱、肾经。解表散寒,祛风除湿,止痛。用于风寒感冒,头痛项强,风湿痹痛,肩背酸痛。

078

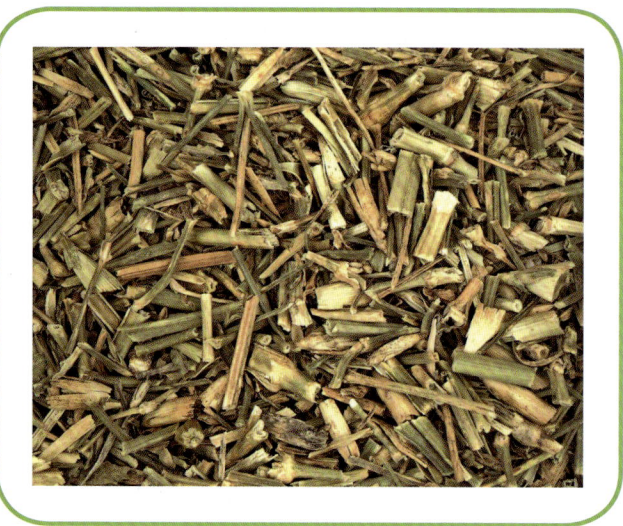

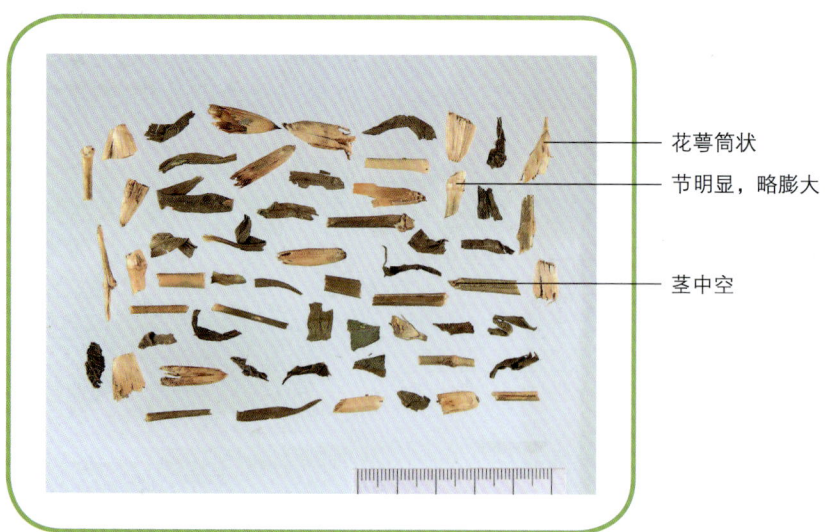

- 花萼筒状
- 节明显，略膨大
- 茎中空

078　瞿麦

来源
石竹科植物瞿麦 *Dianthus superbus* L. 或石竹 *Dianthus chinensis* L. 的干燥地上部分。

产地
主产于河北、湖北、四川等地。

性状
不规则段。茎圆柱形，叶多破碎，蒴果长筒形，种子细小。茎表面淡绿色或黄绿色，节明显，略膨大；切面中空。花萼筒状，黄绿色。花瓣多皱缩，棕紫色或棕黄色。蒴果与宿萼等长。种子多数。质脆。气微。味淡。

品质
以色黄绿、花叶多者为佳。

性味归经与功能主治
苦，寒。归心、小肠经。利尿通淋，活血通经。用于热淋，血淋，石淋，小便不通，淋沥涩痛，经闭瘀阻。

079

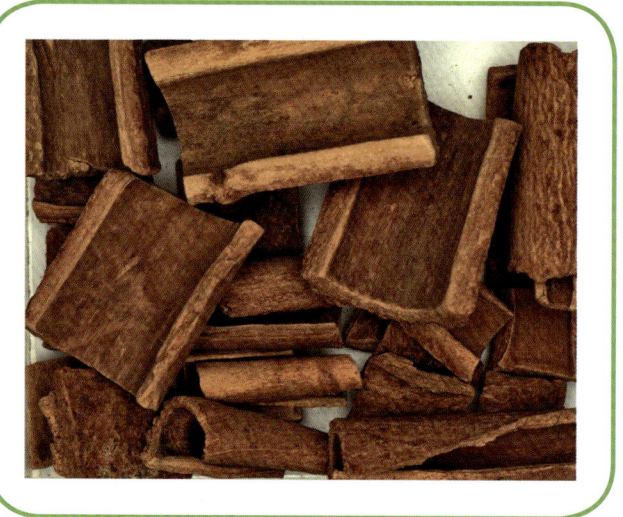

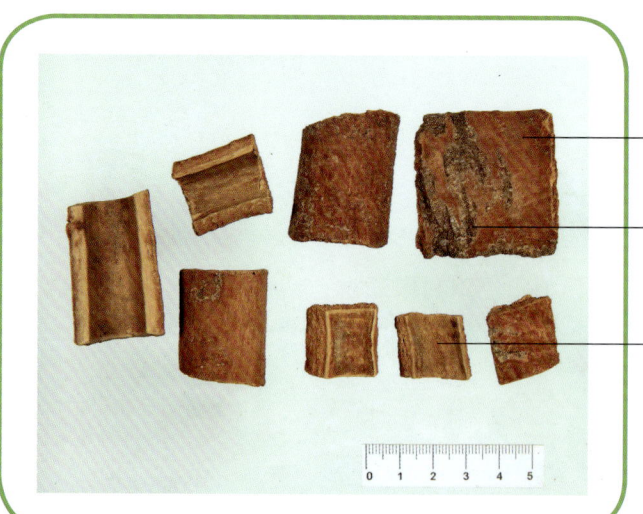

外表面去除栓皮者呈红棕色

残存栓皮者呈灰棕色，稍粗糙

内表面呈红棕色，有细纵纹，划之有油痕

079 肉桂

来源

樟科植物肉桂 *Cinnamomum cassia* Presl 的干燥树皮。

产地

主产于广西、广东等地。

性状

不规则板状或块片状，厚 0.2～0.8 cm。外表面灰褐色，有的可见灰白色的斑纹，有的外皮已除掉；内表面红棕色，略平坦，有细纵纹，划之显油痕。断面不平坦，外层棕色而较粗糙，内层红棕色而油润，两层间有 1 条黄棕色的线纹。质硬而脆，易折断。气香浓烈。味甜、辣。

品质

以肉厚、油性大、香气浓、嚼之渣少者为佳。

性味归经与功能主治

辛、甘，大热。归肾、脾、心、肝经。补火助阳，引火归元，散寒止痛，温通经脉。用于阳痿宫冷，腰膝冷痛，肾虚作喘，虚阳上浮，眩晕目赤，心腹冷痛，虚寒吐泻，寒疝腹痛，痛经经闭。

080

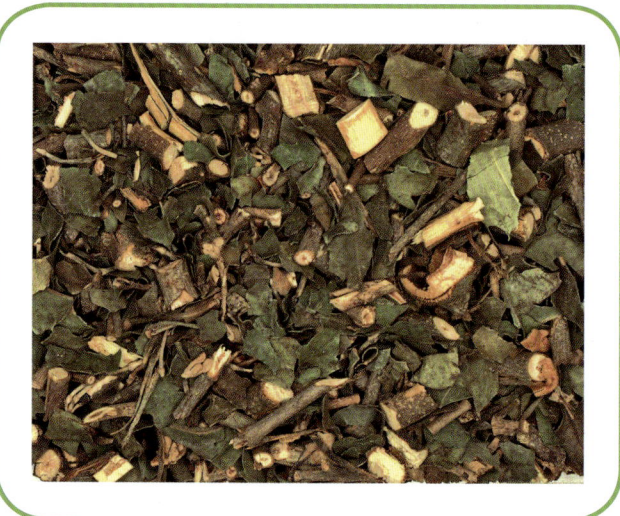

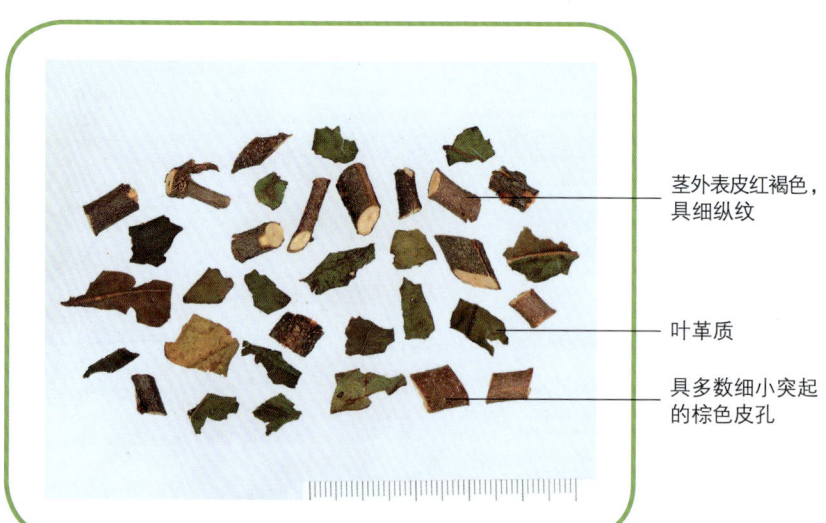

- 茎外表皮红褐色，具细纵纹
- 叶革质
- 具多数细小突起的棕色皮孔

080 桑寄生

来源

桑寄生科植物桑寄生 *Taxillus chinensis* (DC.) Danser 的干燥带叶茎枝。

产地

主产于广东、广西，以及云南、贵州等地。

性状

厚片或不规则短段。茎枝圆柱形，叶多卷曲或破碎，完整者展平后呈卵形或椭圆形。茎枝外表皮红褐色或灰褐色，具细纵纹，并有多数细小突起的棕色皮孔，嫩枝有的可见棕褐色茸毛。切面皮部红棕色，木部色较浅。叶黄褐色。质硬脆。气微。味涩。

品质

以枝细嫩、色红褐、叶多者为佳。

性味归经与功能主治

苦、甘，平。归肝、肾经。祛风湿，补肝肾，强筋骨，安胎元。用于风湿痹痛，腰膝酸软，筋骨无力，崩漏经多，妊娠漏血，胎动不安，头晕目眩。

081

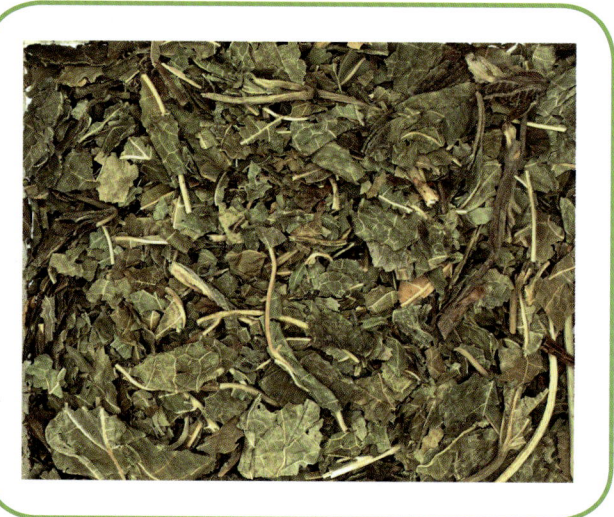

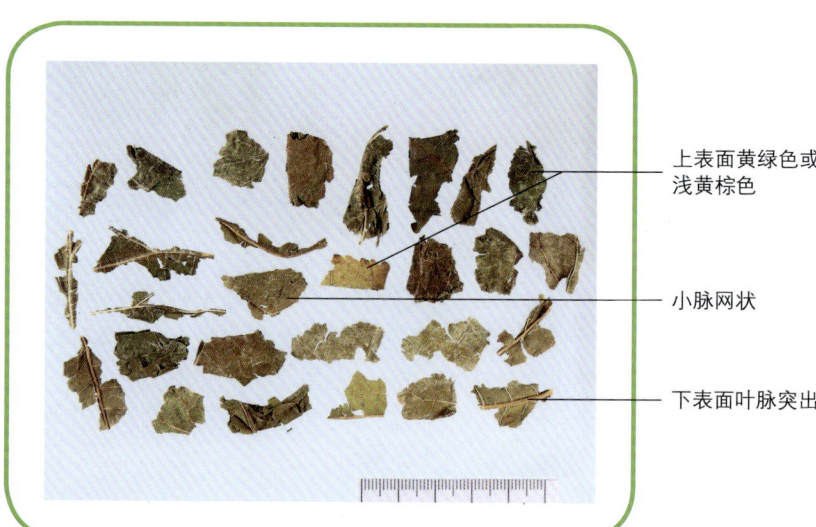

上表面黄绿色或浅黄棕色

小脉网状

下表面叶脉突出

081 桑叶

来源
桑科植物桑 *Morus alba* L. 的干燥叶。

产地
主产于浙江、江苏、安徽、四川、湖南等地。

性状
不规则小碎片。上表面黄绿色或浅黄棕色，下表面颜色稍浅，叶脉突出，小脉网状。质脆。气微。味淡、微苦涩。

品质
以叶片完整、大而厚、色黄绿者为佳。

性味归经与功能主治
甘、苦，寒。归肺、肝经。疏散风热，清肺润燥，清肝明目。用于风热感冒，肺热燥咳，头晕头痛，目赤昏花。

082

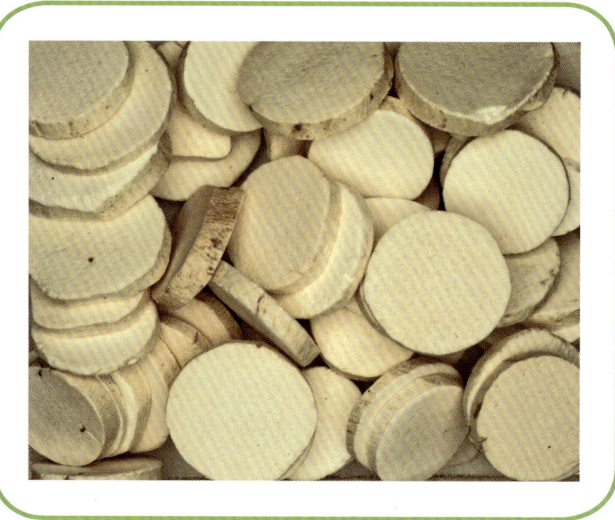

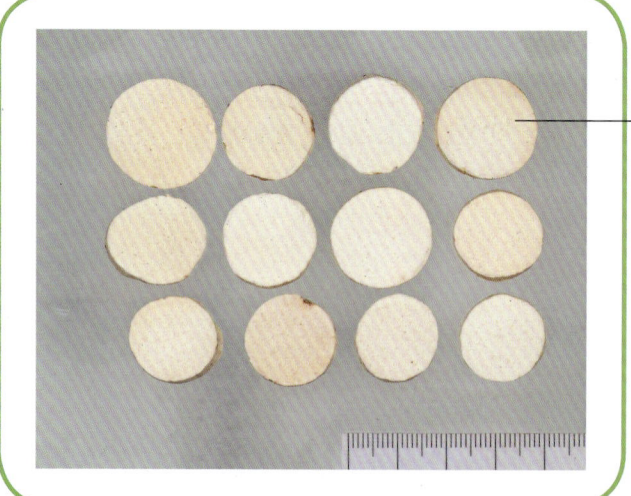

切面白色或黄白色，粉性

082 山药

来源
薯蓣科植物薯蓣 *Dioscorea opposita* Thunb. 的干燥根茎。

产地
主产于河南、山西、河北、陕西等地。

性状
类圆形的厚片或斜片。表面类白色或淡黄白色，断面白色或类白色，粉性。质脆。气微。味淡、微酸，嚼之发黏。

品质
以条粗、质坚实、粉性足、色白者为佳。

性味归经与功能主治
甘，平。归脾、肺、肾经。补脾养胃，生津益肺，补肾涩精。用于脾虚食少，久泻不止，肺虚喘咳，肾虚遗精，带下，尿频，虚热消渴。

083

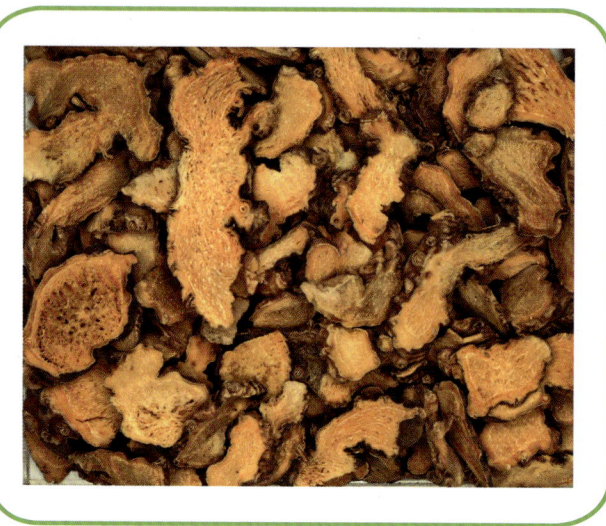

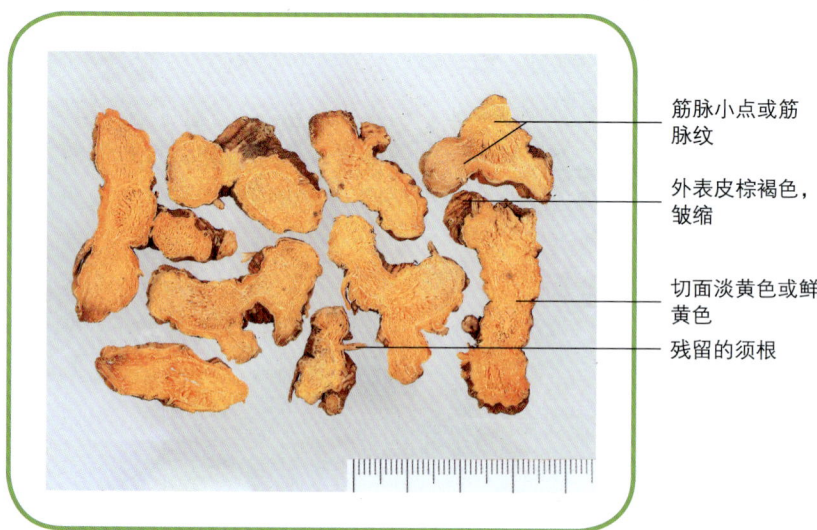

- 筋脉小点或筋脉纹
- 外表皮棕褐色，皱缩
- 切面淡黄色或鲜黄色
- 残留的须根

083　射干

来源
鸢尾科植物射干 *Belamcanda chinensis* (L.) DC. 的干燥根茎。

产地
主产于湖北、河南、江苏、安徽，以及湖南、浙江、陕西等地。

性状
不规则形或类圆形的薄片。外表皮黄褐色、棕褐色或黑褐色，皱缩，偶见环纹及须根痕。切面黄色，具散在筋脉小点或筋脉纹。质硬脆，易折断。气微。味苦、微辛。

品质
以粗壮、质硬、断面色鲜黄者为佳。

性味归经与功能主治
苦，寒。归肺经。清热解毒，消痰，利咽。用于热毒痰火郁结，咽喉肿痛，痰涎壅盛，咳嗽气喘。

084

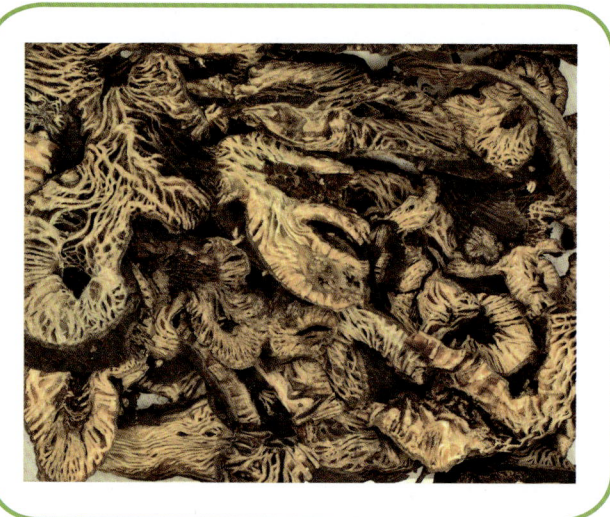

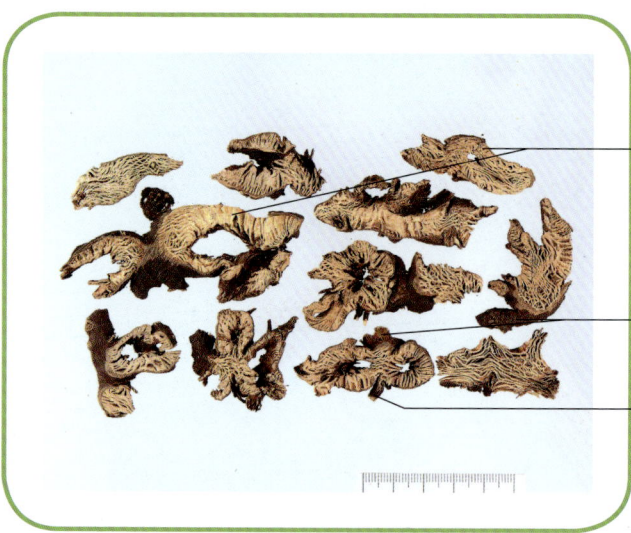

切面黄绿色或淡黄白色，具有网状或放射状纹理

外表面黑褐色或棕褐色，粗糙不平

坚硬的细须根

084 升麻

来源

毛茛科植物大三叶升麻 *Cimicifuga heracleifolia* Kom.、兴安升麻 *Cimicifuga dahurica* (Turcz.) Maxim. 或升麻 *Cimicifuga foetida* L. 的干燥根茎。

产地

大三叶升麻主产于辽宁、吉林、黑龙江等地。兴安升麻主产于河北、山西、内蒙古等地。升麻主产于四川、青海、陕西、甘肃等地。

性状

不规则的厚片。表面黑褐色或棕褐色,粗糙不平,有坚硬的细须根或须根痕残留。切面黄白色至淡棕色,有裂隙,纤维性,呈放射状或不规则状网状纹理,有的中心有空洞。体轻,质硬,纤维性。气微。味微苦而涩。

品质

以个大、质坚、表面色黑褐、断面色黄绿者为佳。

性味归经与功能主治

辛、微甘,微寒。归肺、脾、胃、大肠经。发表透疹,清热解毒,升举阳气。用于风热头痛,齿痛,口疮,咽喉肿痛,麻疹不透,阳毒发斑,脱肛,子宫脱垂。

085

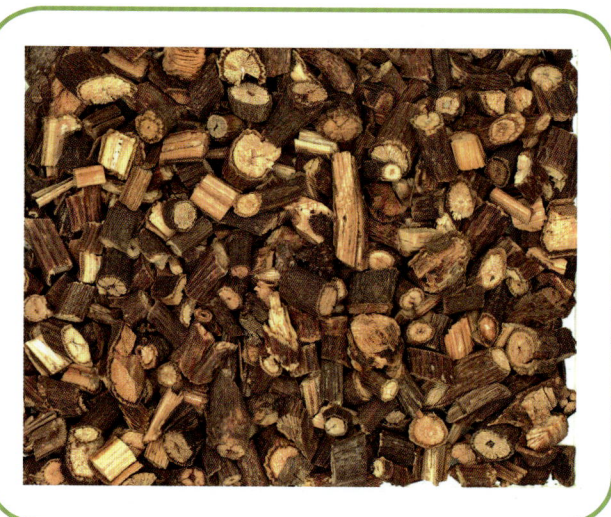

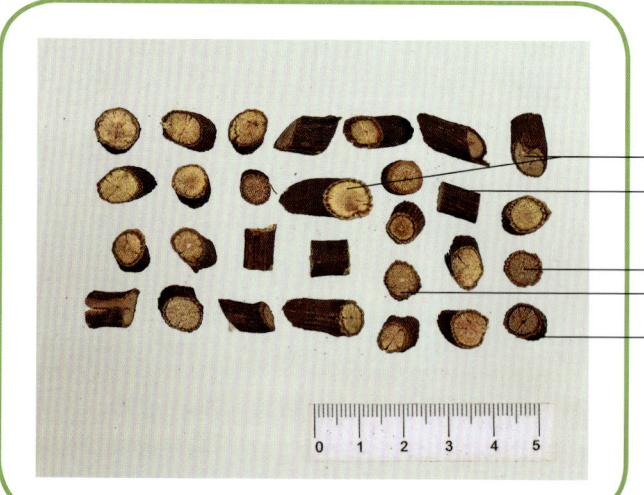

- 木部黄白色或淡棕色
- 表面紫褐色，具扭曲的纵皱纹
- 髓部疏松，类白色
- 导管孔明显
- 切面皮部紫红色

085　首乌藤

来源

蓼科植物何首乌 *Polygonum multiflorum* Thunb. 的干燥藤茎。

产地

主产于广东、湖南，以及贵州、重庆、四川、云南、广西、湖北等地。

性状

圆柱形小段，直径 4～7 mm。外表面紫红色或紫褐色。切面皮部紫红色，木部黄白色或淡棕色，导管孔明显，髓部疏松，类白色。质硬。气微。味微苦涩。

品质

以身干，条匀，表面紫红色者为佳。

性味归经与功能主治

甘，平。归心、肝经。养血安神，祛风通络。用于失眠多梦，血虚身痛，风湿痹痛，皮肤瘙痒。

086

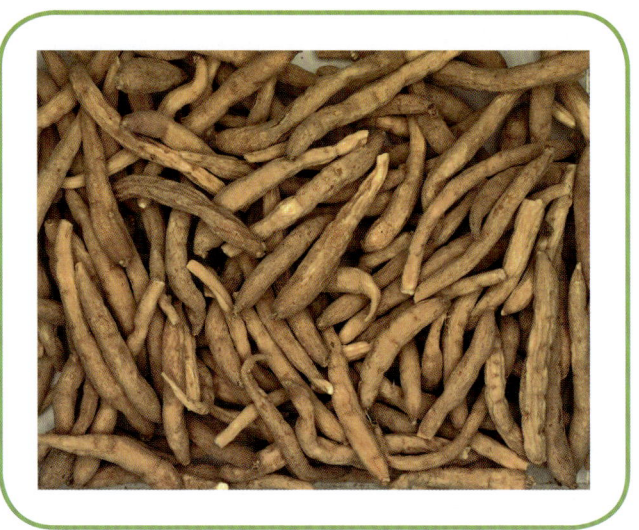

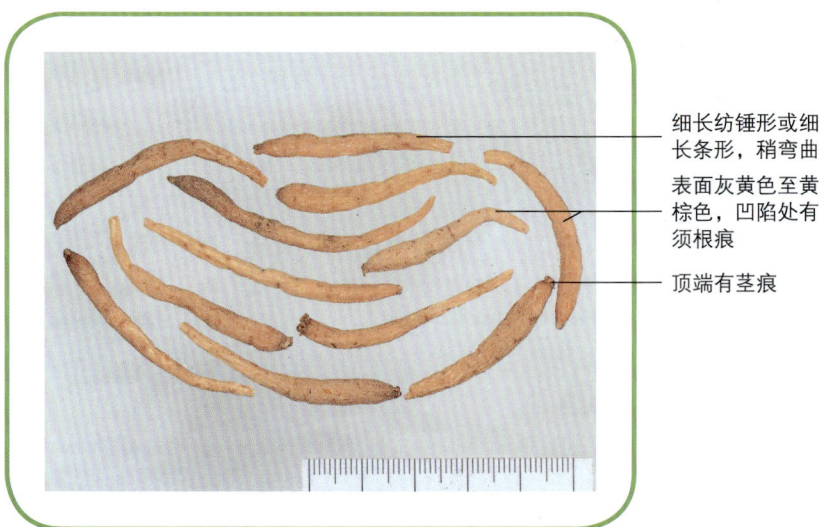

- 细长纺锤形或细长条形，稍弯曲
- 表面灰黄色至黄棕色，凹陷处有须根痕
- 顶端有茎痕

086　太子参

来源

石竹科植物孩儿参 *Pseudostellaria heterophylla* (Miq.) Pax ex Pax et Hoffm. 的干燥块根。

产地

主产于安徽、福建、贵州、江苏、浙江、山东、江西等地。

性状

细长纺锤形或细长条形，稍弯曲，长 3～10 cm，直径 0.2～0.6 cm。表面黄白色，较光滑，微有纵皱纹，凹陷处有须根痕。顶端有茎痕。断面平坦，淡黄白色或类白色。质硬而脆，断面角质样或粉性。气微。味微甘。

品质

以身干、条粗长、质坚、黄白色、无须根者为佳。

性味归经与功能主治

甘、微苦，平。归脾、肺经。益气健脾，生津润肺。用于脾虚体倦，食欲不振，病后虚弱，气阴不足，自汗口渴，肺燥干咳。

087

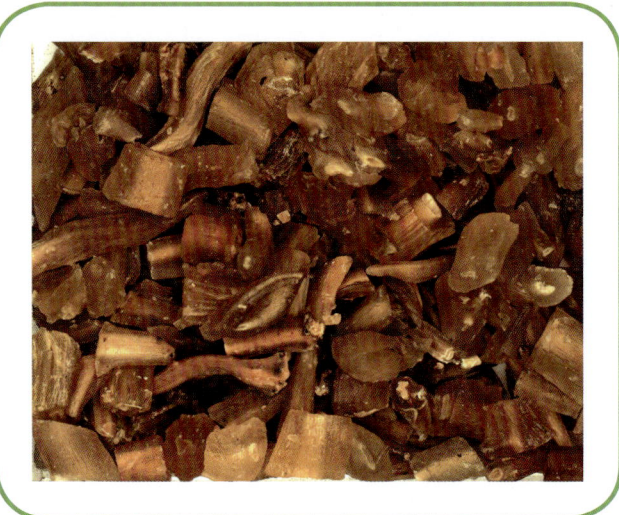

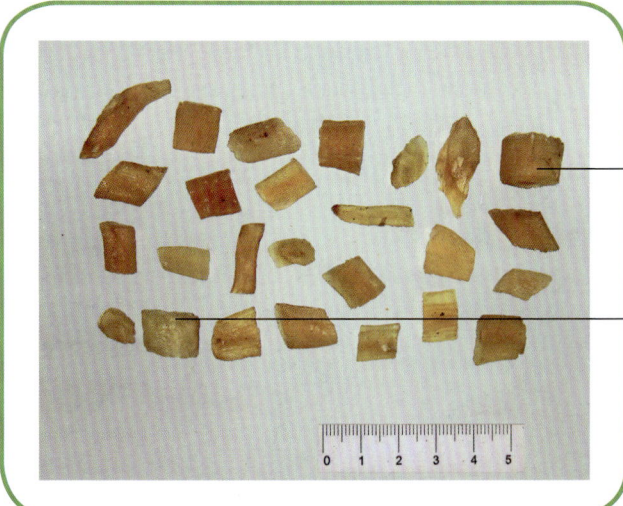

半透明，光滑或具深浅不等的纵皱纹

切面可见中柱黄白色

087　天冬

来源

百合科植物天冬 Asparagus cochinchinensis (Lour.) Merr. 的干燥块根。

产地

主产于贵州、四川、浙江、云南,以及陕西、安徽、湖南、湖北、河南、江西等地。

性状

不规则长段。表面黄白色至淡黄棕色,半透明,光滑或具深浅不等的纵皱纹,偶有残存的灰棕色外皮。切面中心黄白色。质硬或柔润,有黏性,角质样。气微。味甜、微苦。

品质

以条粗壮、色黄白、半透明者为佳。

性味归经与功能主治

甘、苦,寒。归肺、肾经。养阴润燥,清肺生津。用于肺燥干咳,顿咳痰黏,腰膝酸痛,骨蒸潮热,内热消渴,热病津伤,咽干口渴,肠燥便秘。

088

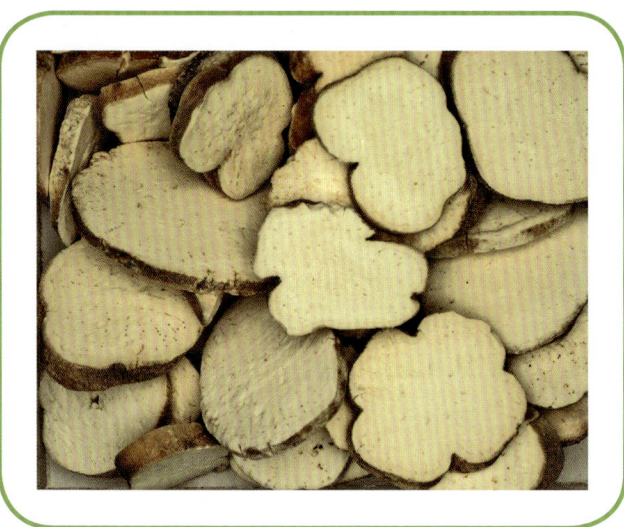

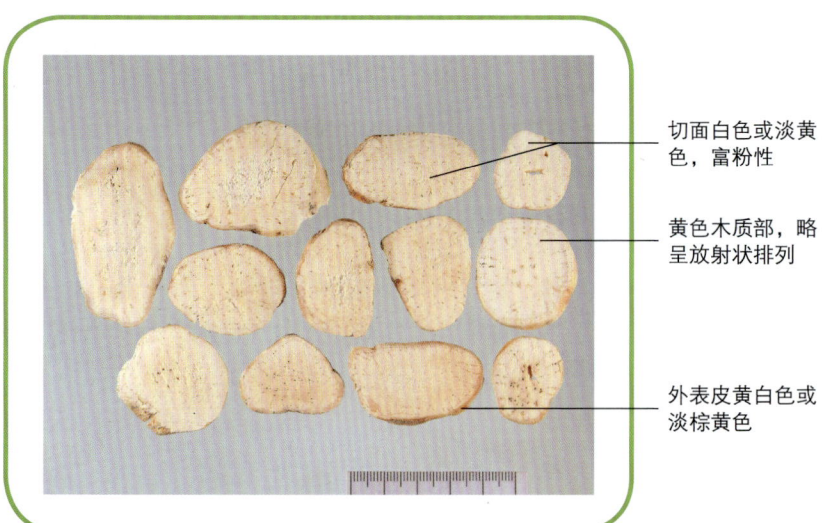

切面白色或淡黄色，富粉性

黄色木质部，略呈放射状排列

外表皮黄白色或淡棕黄色

088 天花粉

来源
葫芦科植物栝楼 *Trichosanthes kirilowii* Maxim. 或双边栝楼 *Trichosanthes rosthornii* Harms 的干燥根。

产地
主产于河南、河北、江苏、山东、山西等地。

性状
类圆形、半圆形或不规则形的厚片。外表皮黄白色或淡棕黄色。切面白色或淡黄色，粉性，可见黄色木质部小孔，略呈放射状排列。质坚。气微。味微苦。

品质
以色白、粉性足、质坚实、断面细腻者为佳。

性味归经与功能主治
甘、微苦，微寒。归肺、胃经。清热泻火，生津止渴，消肿排脓。用于热病烦渴，肺热燥咳，内热消渴，疮疡肿毒。

089

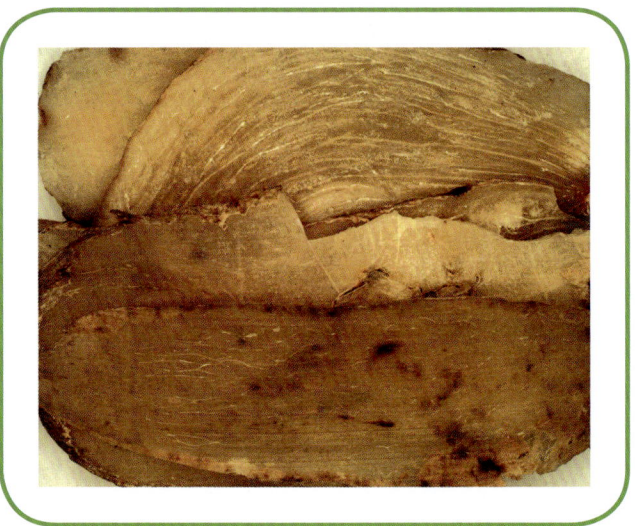

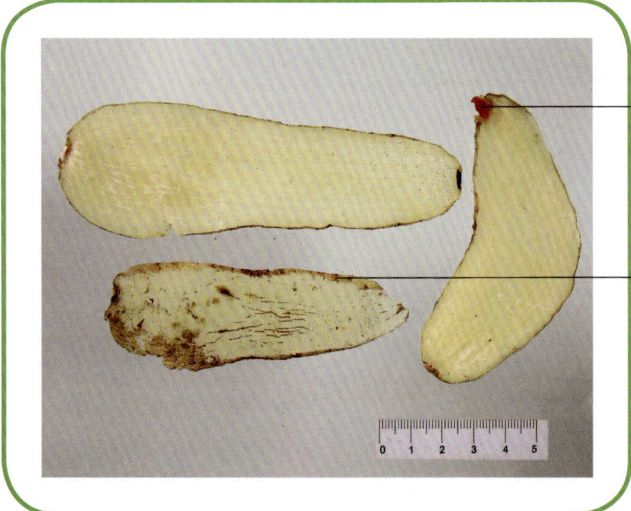

顶端可见红棕色至深棕色鹦嘴状的芽,俗称"鹦哥嘴"

外表皮淡黄色,可见点状潜伏芽排成的横环纹

089 天麻

来源
兰科植物天麻 *Gastrodia elata* Bl. 的干燥块茎。

产地
主产于云南、安徽、湖北、陕西、贵州、四川,以及东北等地。

性状
不规则的薄片。外表皮淡黄色至淡黄棕色,有时可见点状排成的横环纹。切面黄白色至淡棕色。质脆,角质样,半透明。气微。味甘。

品质
以片大、质脆、色黄白、断面半透明者为佳。

性味归经与功能主治
甘,平。归肝经。息风止痉,平抑肝阳,祛风通络。用于小儿惊风,癫痫抽搐,破伤风,头痛眩晕,手足不遂,肢体麻木,风湿痹痛。

090

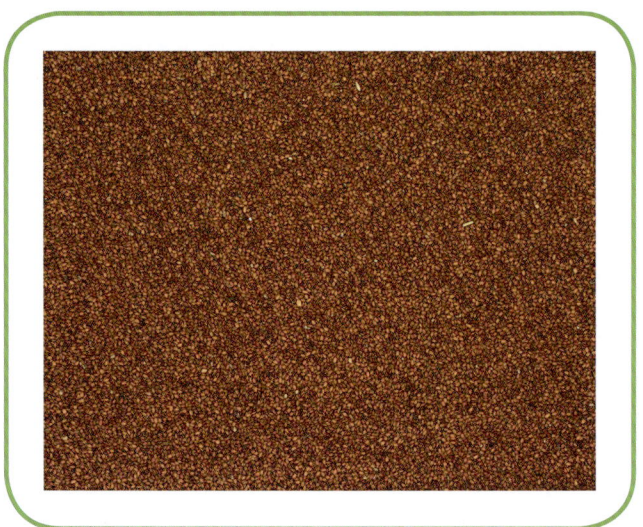

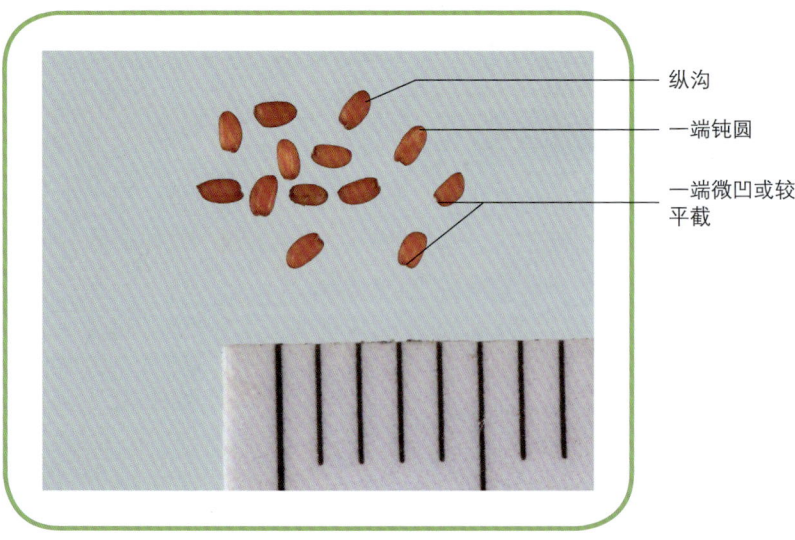

- 纵沟
- 一端钝圆
- 一端微凹或较平截

090　葶苈子

来源

十字花科植物播娘蒿 *Descurainia sophia* (L.) Webb. ex Prantl. 或独行菜 *Lepidium apetalum* Willd. 的干燥成熟种子。

产地

播娘蒿主产于江苏、山东、安徽等地。独行菜主产于河北、辽宁、内蒙古等地。

性状

南葶苈子　呈长圆形略扁，长 0.8～1.2 mm，宽约 0.5 mm。一端钝圆，另端微凹或较平截。表面棕色或红棕色，微有光泽，具纵沟 2 条，其中 1 条较明显。种脐类白色，位于凹入端或平截处。质硬。气微。味微辛、苦，略带黏性。

北葶苈子　呈扁卵形，长 1～1.5 mm，宽 0.5～1 mm。一端钝圆，另端尖而微凹。种脐位于凹入端。气微。味微辛辣，黏性较强。

品质

以粒饱满、色黄棕者为佳。

性味归经与功能主治

辛、苦，大寒。归肺、膀胱经。泻肺平喘，行水消肿。用于痰涎壅肺，喘咳痰多，胸胁胀满，不得平卧，胸腹水肿，小便不利。

091

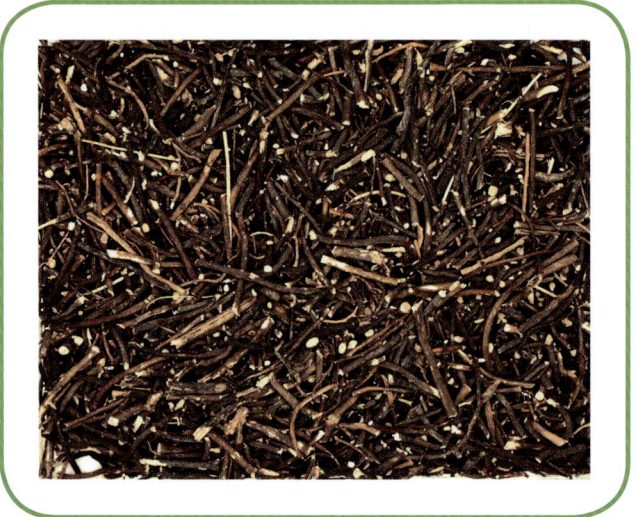

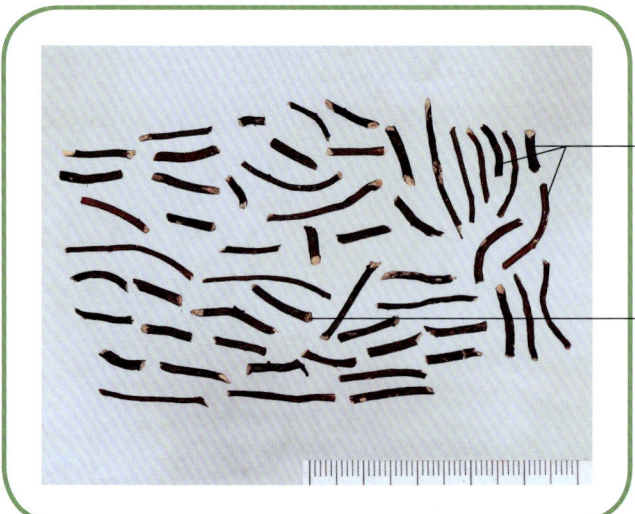

表面黑褐色、棕褐色或棕黑色，有细纵纹

木部淡黄色，近圆形或略呈方形

091　威灵仙

来源
毛茛科植物威灵仙 Clematis chinensis Osbeck、棉团铁线莲 Clematis hexapetala Pall. 或东北铁线莲 Clematis manshurica Rupr. 的干燥根和根茎。

产地
威灵仙主产于西南、华东等地。棉团铁线莲和东北铁线莲主产于东北。

性状
不规则中段。表面黑褐色、棕褐色或棕黑色，切面皮部较广，木部淡黄色，略呈方形或近圆形，皮部与木部间常有裂隙。质硬脆，易折断。气微。味淡，或咸，或辛辣。

品质
以条长、皮黑肉白或黄白、质坚实者为佳。

性味归经与功能主治
辛、咸，温。归膀胱经。祛风湿，通经络。用于风湿痹痛，肢体麻木，筋脉拘挛，屈伸不利。

092

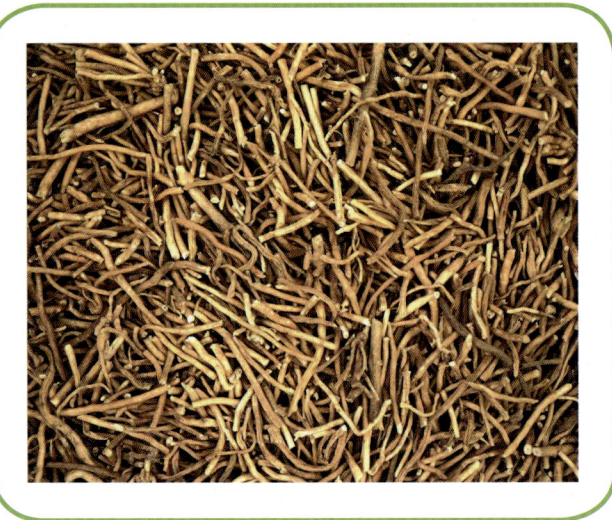

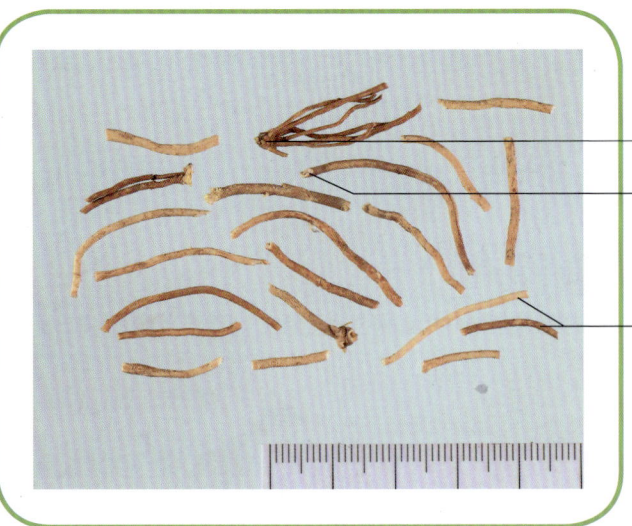

- 根茎呈不规则柱状,有盘节
- 皮部类白色或黄白色,木部细小
- 表面淡黄白色至淡棕黄色,具微细的纵皱纹

092　徐长卿

来源

萝藦科植物徐长卿 *Cynanchum paniculatum* (Bge.) Kitag. 的干燥根和根茎。

产地

全国各地均有分布。

性状

不规则中段。根茎不规则形，根圆柱形。根表面淡黄白色至淡棕黄色或棕色，有细纵皱纹。切面粉性，皮部类白色或黄白色，形成层环淡棕色，木部细小。质脆，易折断。气香。味微辛凉。

品质

以香气浓、根粗者为佳。

性味归经与功能主治

辛，温。归肝、胃经。祛风，化湿，止痛，止痒。用于风湿痹痛，胃痛胀满，牙痛，腰痛，跌扑伤痛，风疹、湿疹。

093

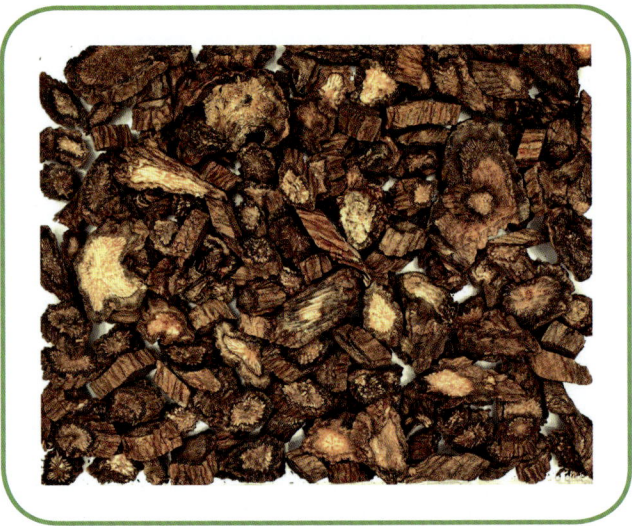

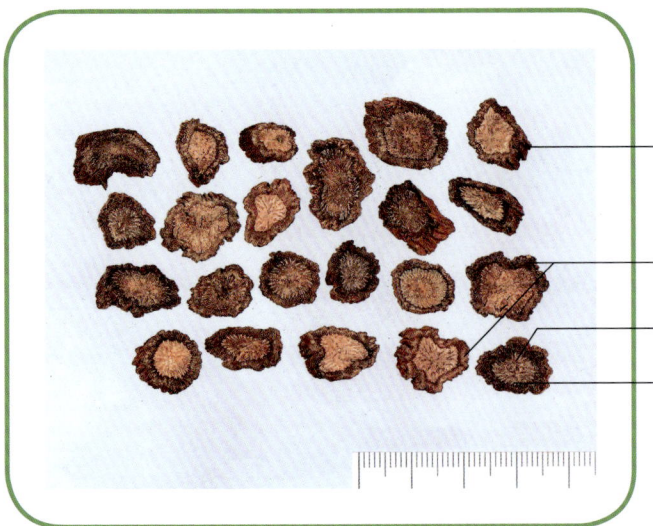

- 外表皮灰褐色，有纵皱
- 切面皮部墨绿色或棕褐色
- 木部灰黄色或黄褐色
- 导管束呈放射状排列

093　续断片

来源
川续断科植物川续断 Dipsacus asper Wall. ex Henry 的干燥根。

产地
主产于湖北、四川、重庆、云南等地。

性状
类圆形或椭圆形的厚片。外表皮灰褐色至黄褐色，有纵皱。切面皮部墨绿色或棕褐色，木部灰黄色或黄褐色，可见放射状排列的导管束纹，形成层部位多有深色环。气微。味苦、微甜而涩。

品质
以直径大、断面黑绿色者为佳。

性味归经与功能主治
苦、辛，微温。归肝、肾经。补肝肾，强筋骨，续折伤，止崩漏。用于肝肾不足，腰膝酸软，风湿痹痛，跌扑损伤，筋伤骨折，崩漏，胎漏。

094

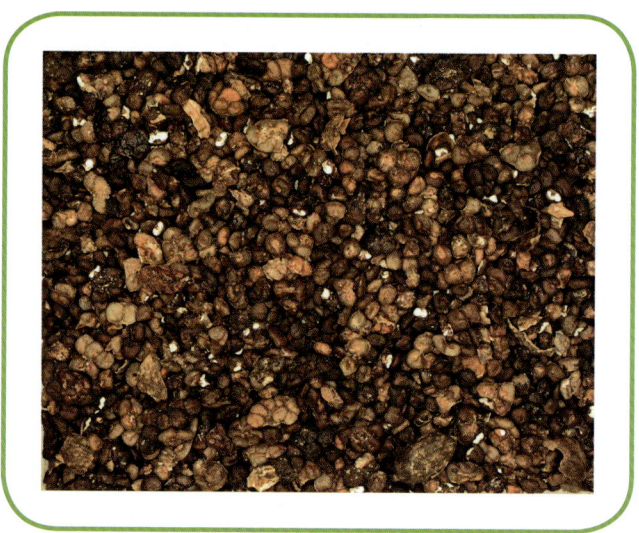

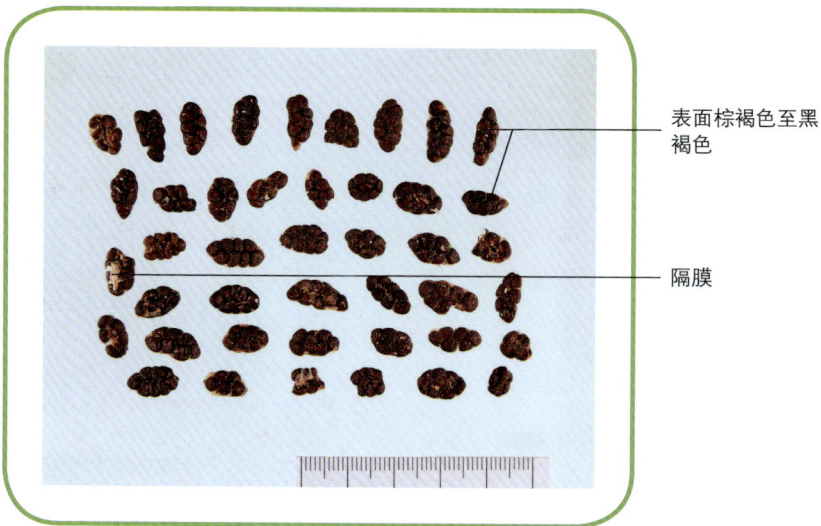

表面棕褐色至黑褐色

隔膜

094 盐益智仁

来源

姜科植物益智 *Alpinia oxyphylla* Miq. 干燥成熟果实的盐炙炮炙品。

产地

主产于海南、广东等地。

性状

不规则扁圆形,略有钝棱,直径约 3 mm。表面深褐色或棕褐色,略有焦斑。胚乳白色。质硬。具特异香气。味辛、微苦、微咸。

品质

以个大、饱满、气味浓者为佳。

性味归经与功能主治

辛,温。归脾、肾经。暖肾固精缩尿,温脾止泻摄唾。用于肾虚遗尿,小便频数,遗精白浊,脾寒泄泻,腹中冷痛,口多唾涎。

095

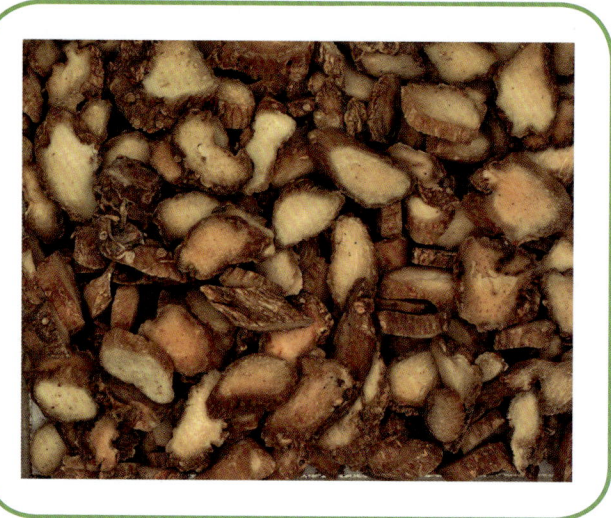

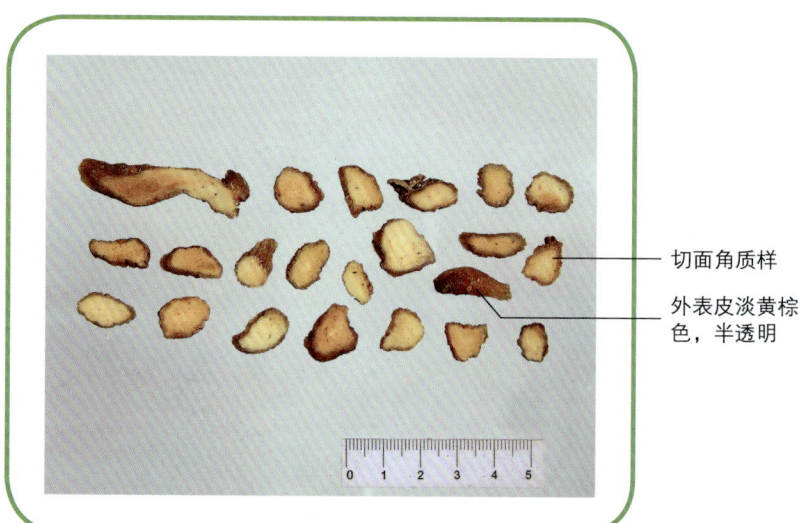

切面角质样

外表皮淡黄棕色，半透明

095　玉竹

来源

百合科植物玉竹 *Polygonatum odoratum* (Mill.) Druce 的干燥根茎。

产地

主产于湖南、广东、江苏、浙江等地。

性状

不规则厚片或段。外表皮黄白色至淡黄棕色，半透明，有时可见环节。切面角质样或显颗粒性。气微。味甘，嚼之发黏。

品质

以肥壮，色黄白者为佳。

性味归经与功能主治

甘，微寒。归肺、胃经。养阴润燥，生津止渴。用于肺胃阴伤，燥热咳嗽，咽干口渴，内热消渴。

096

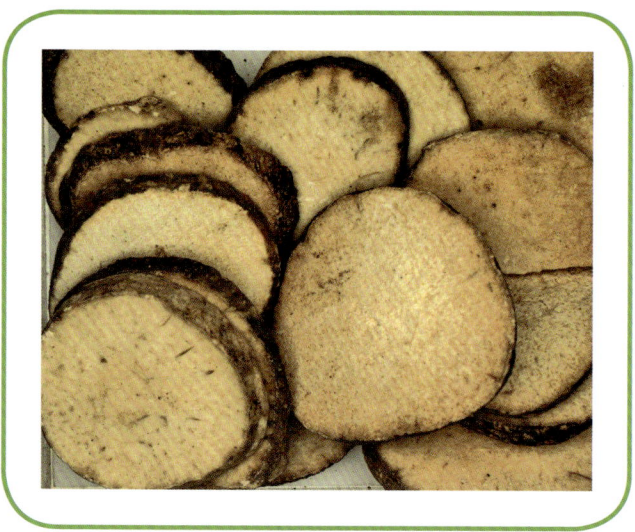

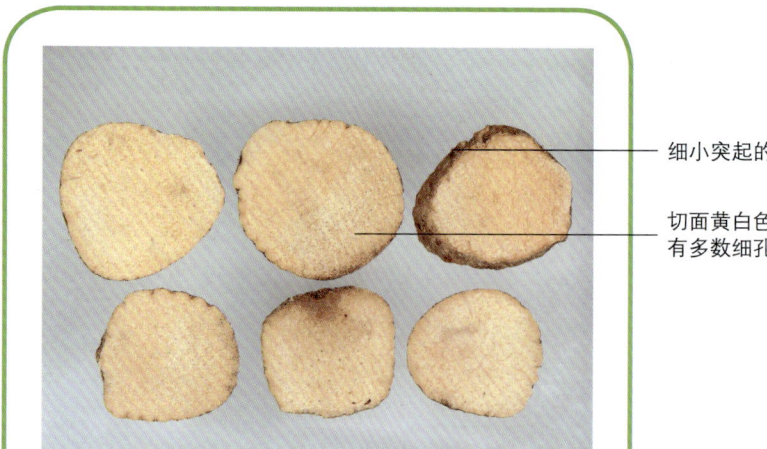

细小突起的须根痕

切面黄白色,粉性,有多数细孔

096　泽泻

来源

泽泻科植物东方泽泻 *Alisma orientale* (Sam.) Juzep. 或泽泻 *Alisma plantago-aquatica* L. 的干燥块茎。

产地

主产于福建、四川、江西，以及广东、广西等地。

性状

圆形或椭圆形厚片。外表皮黄白色或淡黄棕色，可见细小突起的须根痕。切面黄白色，粉性，有多数细孔。质坚实。气微。味微苦。

品质

以个大、质坚、色黄白、粉性足者为佳。

性味归经与功能主治

甘、淡，寒。归肾、膀胱经。利水渗湿，泄热，化浊降脂。用于小便不利，水肿胀满，泄泻尿少，痰饮眩晕，热淋涩痛，高脂血症。

097

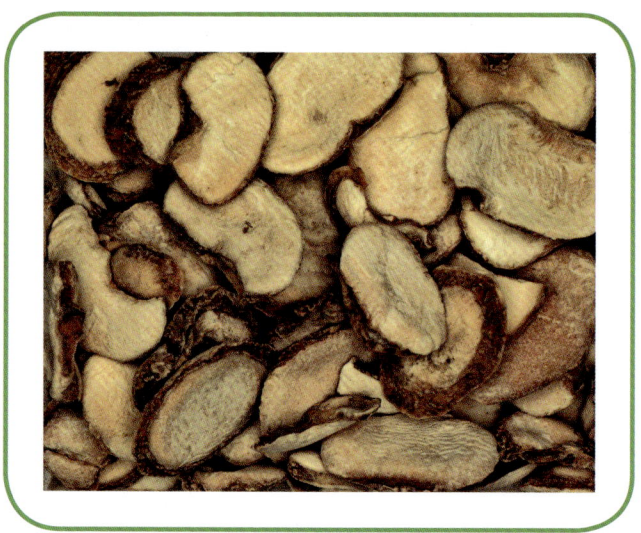

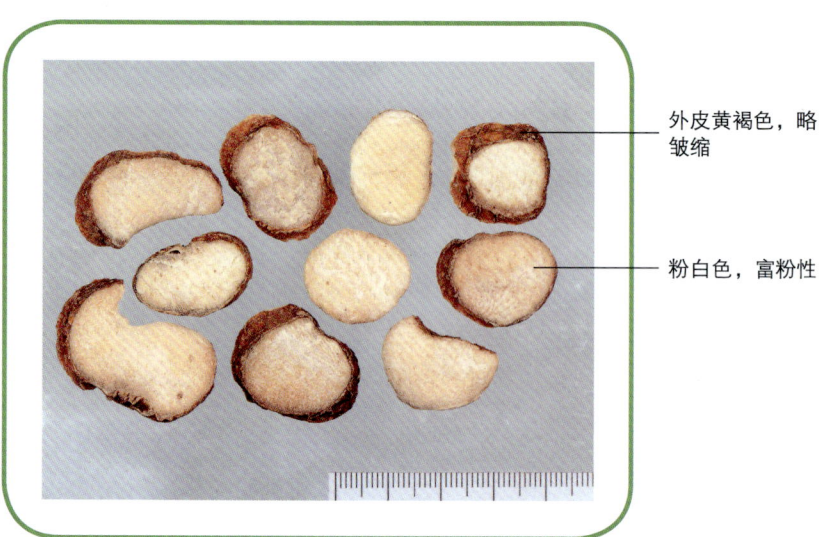

外皮黄褐色，略皱缩

粉白色，富粉性

097　浙贝母

来源
百合科植物浙贝母 *Fritillaria thunbergii* Miq. 的干燥鳞茎。

产地
主产于浙江等地。

性状
不规则肾形或椭圆形片。外表皮类白色至淡黄色,切面,粉白色,富粉性。质脆。气微。味微苦。

品质
以鳞叶肥厚、断面色白、粉性足者为佳。

性味归经与功能主治
苦,寒。归肺、心经。清热化痰止咳,解毒散结消痈。用于风热咳嗽,痰火咳嗽,肺痈,乳痈,瘰疬,疮毒。

098

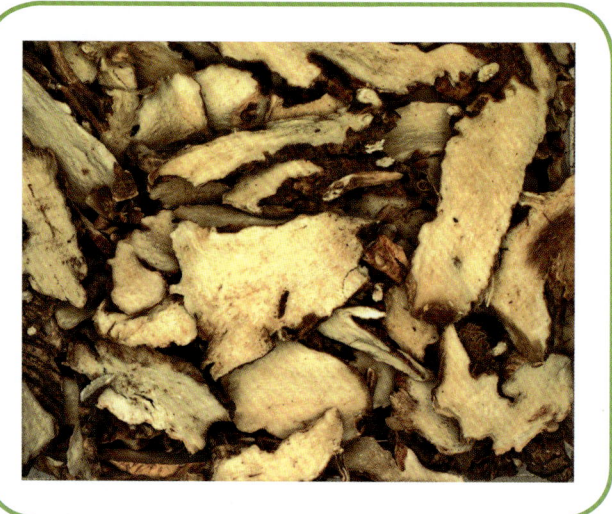

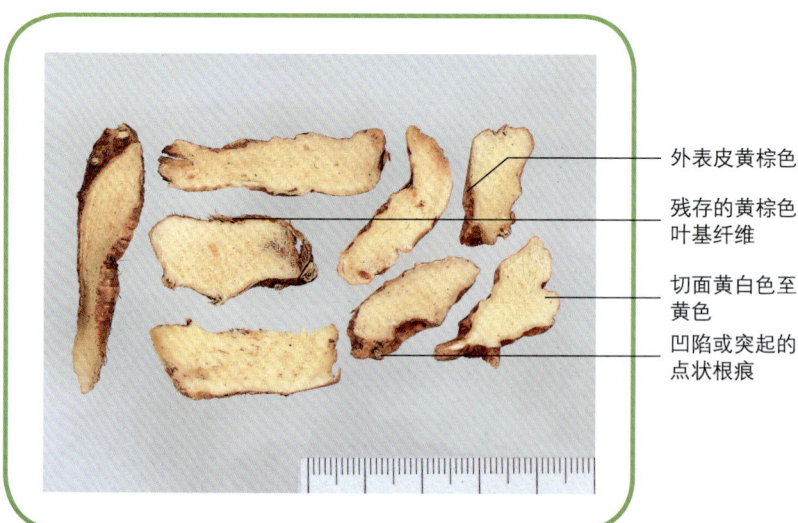

- 外表皮黄棕色
- 残存的黄棕色叶基纤维
- 切面黄白色至黄色
- 凹陷或突起的点状根痕

098　知母

来源
百合科植物知母 *Anemarrhena asphodeloides* Bge. 的干燥根茎。

产地
主产于河北、内蒙古、山西、东北等地。

性状
不规则类圆形的厚片。外表皮黄棕色或棕色，可见少量残存的黄棕色叶基纤维和凹陷或突起的点状根痕。切面黄白色至黄色。气微。味微甜、略苦，嚼之带黏性。

品质
以肥壮、滋润、质坚、色白、嚼之发黏者为佳。

性味归经与功能主治
苦、甘、寒。归肺、胃、肾经。清热泻火，滋阴润燥。用于外感热病，高热烦渴，肺热燥咳，骨蒸潮热，内热消渴，肠燥便秘。

099

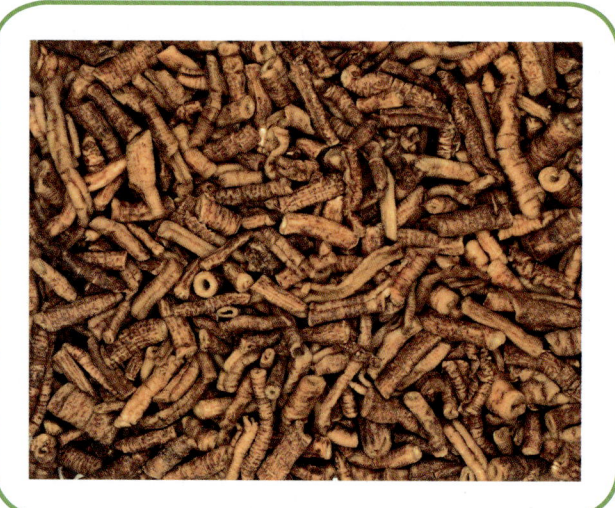

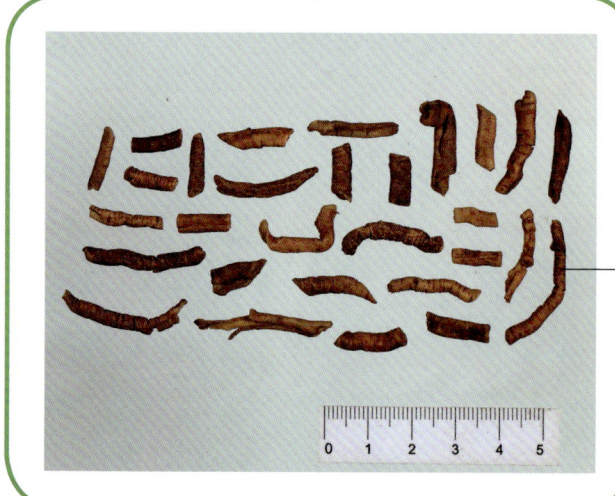

表面黄棕色，有横皱纹

099　制远志

来源

远志科植物远志 *Polygala tenuifolia* Willd. 或卵叶远志 *Polygala sibirica* L. 的干燥根的炮炙品。

产地

主产于山西、陕西、河南、河北、内蒙古等地。

性状

圆筒形的段。外表皮黄棕色，有横皱纹。切面黄棕色。气微。味微甜。

品质

以身干、色黄棕、筒粗、肉厚、去净木心者为佳。

性味归经与功能主治

苦、辛、温。归心、肾、肺经。安神益智，交通心肾，祛痰，消肿。用于心肾不交引起的失眠多梦、健忘惊悸、神志恍惚，咳痰不爽，疮疡肿毒，乳房肿痛。

100

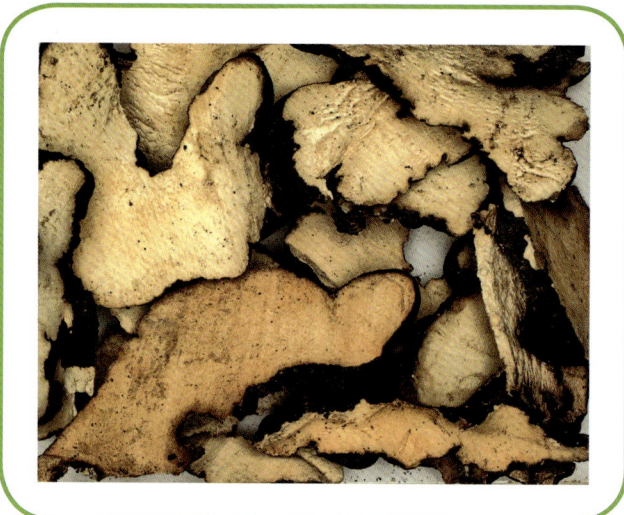

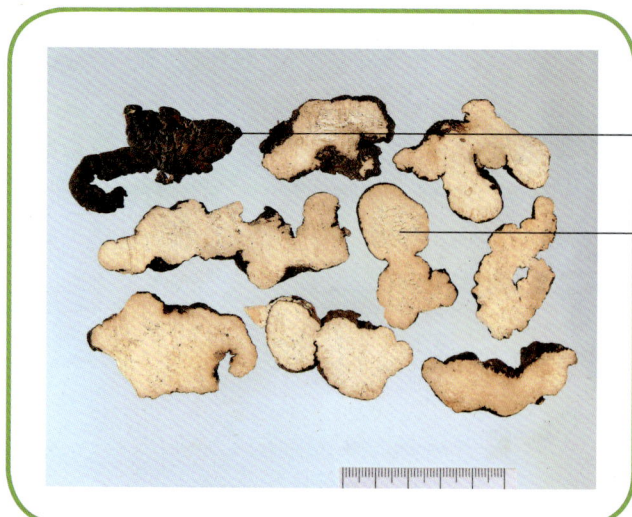

外表皮棕黑色，皱缩

切面类白色，略呈颗粒状

100 猪苓

来源

多孔菌科真菌猪苓 *Polyporus umbellatus* (Pers.) Fries 的干燥菌核。

产地

主产于陕西、云南、四川、河北、山西，以及东北等地。

性状

不规则的厚片。外表皮黑色或棕黑色，皱缩。切面类白色或黄白色，略呈颗粒状。体轻，质硬。气微。味淡。

品质

以片大、外皮色黑、断面色白者为佳。

性味归经与功能主治

甘、淡，平。归肾、膀胱经。利水渗湿。用于小便不利，水肿，泄泻，淋浊，带下。